Fit auf 6 Pfoten

Mit Ratschlägen vom Hundeexperten

Heike Henkel & Ulv Philipper

Fit auf 6 Pfoten

Sportlich aktiv mit dem Hund

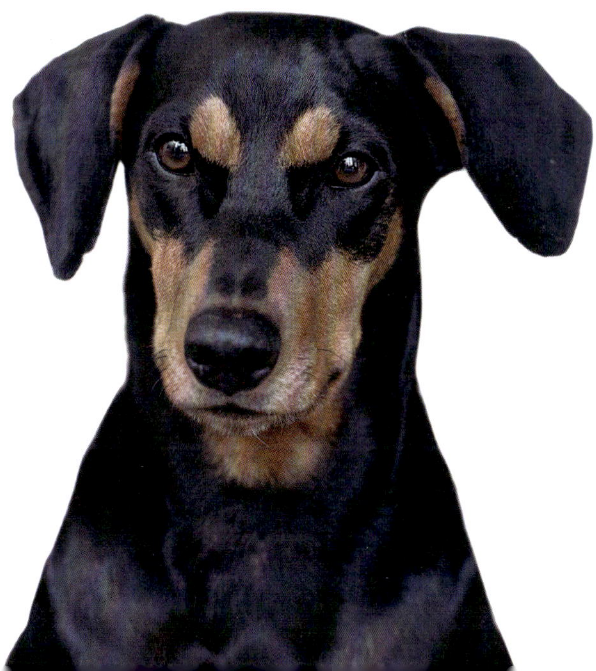

MEYER & MEYER VERLAG

BILDNACHWEIS

Coverfoto: Mira Hampel

Coverlayout: Annika Naas

Fotos Innenteil: Mira Hampel

S. 7-12, 15-17, 23, 27, 30, 65 & 66 oben, 67-70, 116, 124, 137-140, 148, 150: Ulv Philipper

S. 145, 146: © dpa Picture Alliance GmbH

S. 156-159: © Heike Henkel

S. 79-82: © Ludwig Artzt GmbH

S. 145: laci perenyi fotografie

Innenlayout & Satz: Annika Naas

Lektorat: Dr. Irmgard Jaeger, Riccardo Rip

Fit auf 6 Pfoten

Bibliografische Information der Deutschen Bibliothek

Die Deutsche Bibliothek verzeichnet diese Publikation in der Deutschen Nationalbibliografie; detaillierte bibliografische Details sind im Internet über <http://dnb.ddb.de> abrufbar.

Auckland, Beirut, Dubai, Hägendorf, Hongkong, Indianapolis, Kairo, Kapstadt, Manila, Maidenhead, Neu-Delhi, Singapur, Sydney, Teheran, Wien

Member of the World Sport Publishers' Association (WSPA)

Gesamtherstellung: Print Consult GmbH, München

MIX
Paper from responsible sources
FSC® C084279

ISBN 978-3-8403-7613-9

E-Mail: verlag@m-m-sports.com

www.dersportverlag.de

INHALT

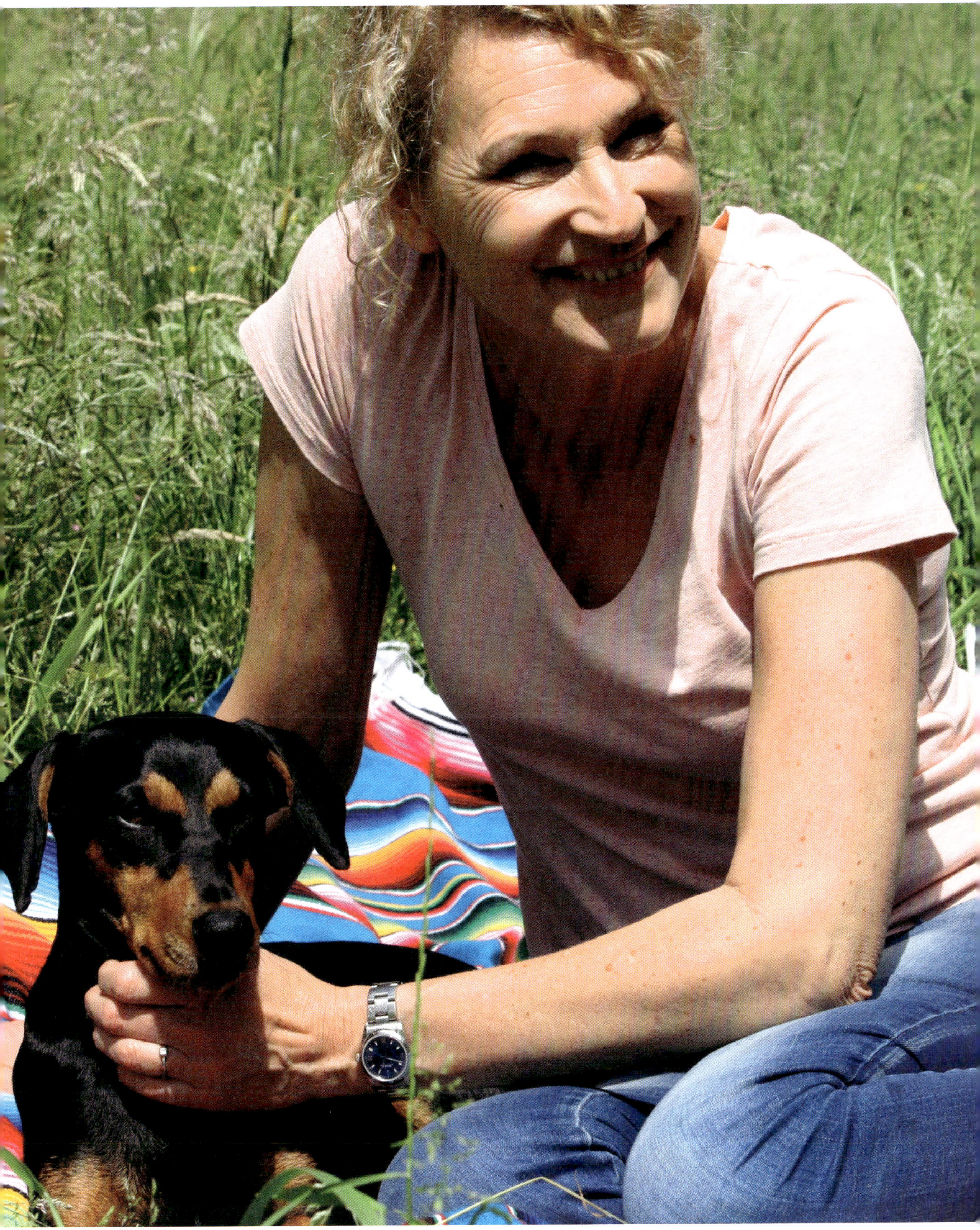

VORWORT

Dabei sein ist alles!

Fit auf 6 Pfoten! „Das ist genau das Buch, das die Welt jetzt noch braucht."

Jeder, der sich bereits mit dem Ansatz meiner Arbeit vertraut gemacht hat, dürfte sich eine Vorstellung davon machen können, welches Unbehagen mich bereits bei dem Vorschlag dieses Arbeitstitels überfiel. Noch absurder schien mir der Gedanke einer Komplizenschaft.

Versucht doch die konventionelle Hundeschulung schon seit Jahren, gegen jede Realität und natürliche Gesetzmäßigkeiten, mit immer absurderen Auslastungsanforderungen die eigene Mangelhaftigkeit zu verschleiern. „Du hast deinen Hund nicht ausreichend beschäftigt!" Dieser Satz hat sich wie eine brennende Lanze bereits tief in die kollektive Wahrnehmung aller Hundehalter gebohrt. Und sie schmerzt. Allein die Hoffnung auf Linderung lässt ihn jede Form von angebrachter Skepsis vergessen. Die geschickt inszenierte Angst, dem Hund nicht gerecht zu werden, öffnet Tür und Tor für immer neue, haarsträubende Heilsversprechen, basierend auf eben jener vermeintlich artgerechten Beschäftigung des geliebten Vierbeiners.

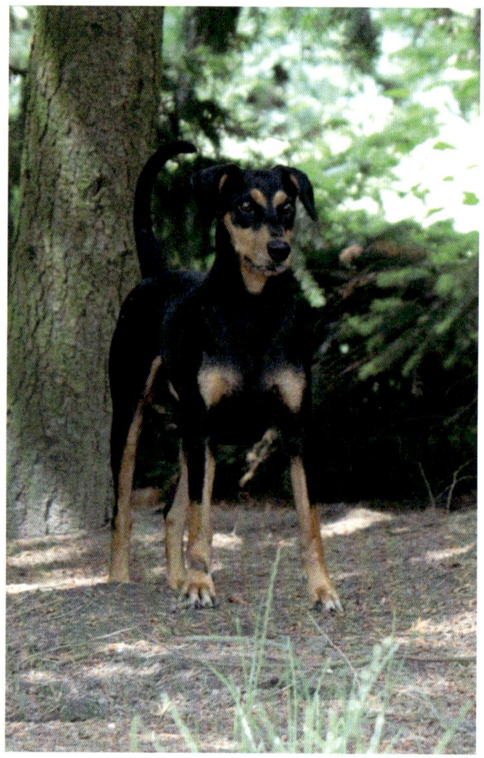

Wenn die Folgen dieser wahnwitzigen Ratschläge nicht so dramatisch wären, müsste man das Vorgehen des konventionellen Schulungssimsalabims fast schon bewundern. Das muss man erst einmal hinbekommen: ein durch und durch interessiertes Lebewesen in kürzester Zeit in einen vollkommen desillusionierten Verweigerer zu verwandeln. Das ist Magie. Allerdings „schwarze"!

Schon seit Jahren ist klar, dass nicht die mangelnde Auslastung des Hundes das Problem darstellt, sondern die längst überholte Wahrnehmung unseres Gegenübers, Verursacher aller Missstände ist. Mit anderen Worten gesagt, sind keine weiteren „Bespaßungsmethoden" notwendig, um den Hund aus seinem Dilemma zu befreien, sondern nur eine Perspektivenveränderung. Es ist an der Zeit, den besten Freund des Menschen in seinem wahren Wesen wiederzuentdecken.

Für deinen Hund spielt es keine Rolle, was du machst. Hauptsache, er ist dabei! Dabei sein ist alles! Genau dieser Satz, der wohl wie kein anderer den olympischen Geist verkörpert, bietet somit auch gleichzeitig den Schlüssel zu einem gemeinsamen Neubeginn an.

Quality Time

Schon nach dem ersten „Sondierungsgespräch" mit Heike und Penny lösten sich all meine zuvor geäußerten Bedenken in Luft auf, da schnell deutlich wurde, dass wir ein gemeinsames Ziel verfolgten: die wenige freie Zeit, die neben Familie und Beruf verbleibt, möglichst entspannt miteinander zu genießen. Genau das war bis zu diesem Zeitpunkt leider nicht möglich.

Heike kämpfte den mir wohlbekannten Konflikt zwischen dem Wunsch, sportlich aktiv zu sein und dem permanenten schlechten Gewissen, mit dem Hund nicht genügend Zeit zu verbringen. Der nahe liegenden Idee, die beiden so geliebten Themen miteinander zu verbinden, stand nur ein kleines „Problem" im Weg. Penny – eine herrlich ignorante deutsche Pinscherdame! Genauer gesagt: Pennys unbändiger mutmaßlicher Jagdtrieb. Denn wie anders sollte man sich Pennys inbrünstiges Bestreben, jede Unaufmerksamkeit ihrer menschlichen Bewacher zu nutzen, um das Weite zu suchen, erklären? Zumal sie immer wieder Katzen, Hasen, Eichhörnchen und sogar Rehe gerne zum Anlass nahm, ihre ausgedehnteren „Jagdausflüge" zu legitimieren.

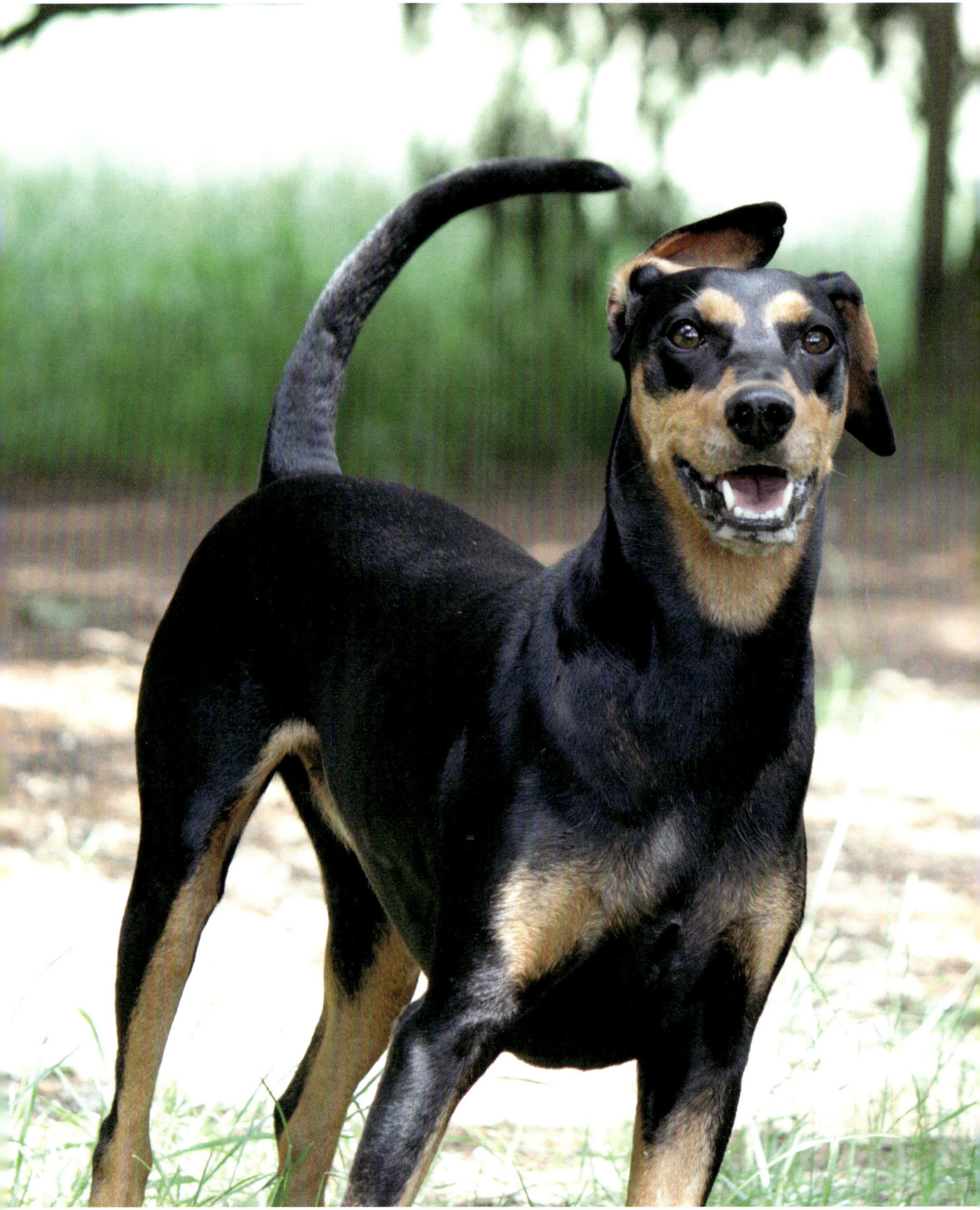

Ohne den weiteren Verlauf des Buches vorwegzunehmen, darf ich aber schon an dieser Stelle verraten, dass es sich bei dem zuvor beschriebenen Verhalten natürlich nicht um den „gemeinen Jagdtrieb" handelte. Also jener ominöse Trieb, der immer dann als Rechtfertigung herhalten muss, wenn die Folgen der konventionellen Einwirkung nicht mehr zu vertuschen sind.

Wenn man aber beginnt, den Blickwinkel auf den Hund zu verändern und bereit ist, sich an der Realität zu orientieren, wird man sehr schnell erkennen, dass es sich hier nicht um einen Trieb, sondern um einen Hilferuf handelt.

Alleine die Vorstellung, mein gesamtes Dasein bestünde nur darin, dass mir jemand sagt, was ich zu tun bzw. zu lassen habe, erweckt schon den Gedanken an Rebellion in mir. Ich würde mich Penny anschließen und mit ihr gemeinsam die Flucht ergreifen.

In dem Bewusstsein, dass trotz neuer und nachvollziehbarer Erkenntnisse uns Veränderung grundsätzlich schwerfällt, schien mir ab diesem Zeitpunkt das Vorhaben „gemeinsamer Sport" mehr als sinnvoll, um den Kreislauf der lähmenden Routinen zu durchbrechen.

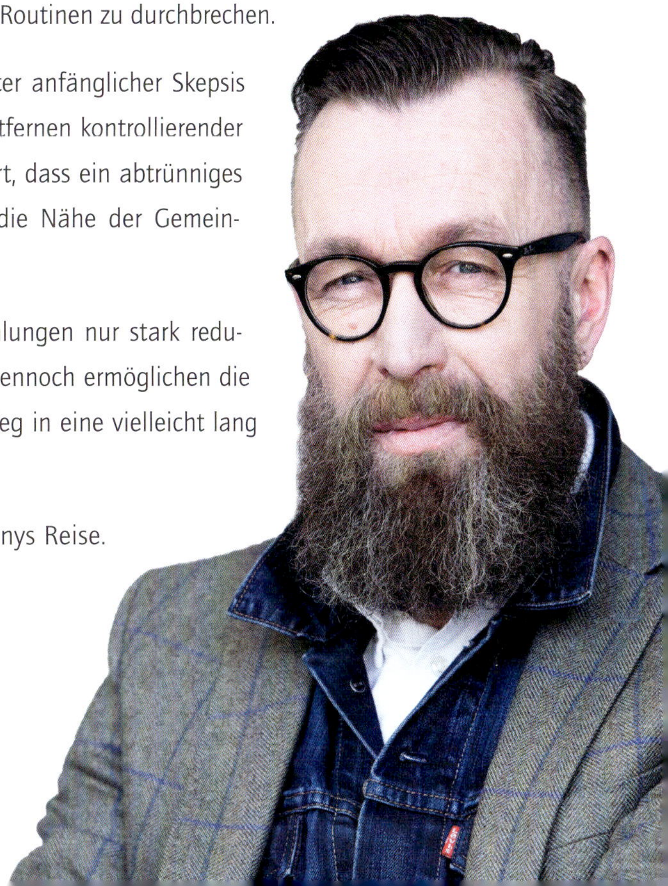

Es ist immer wieder bemerkenswert, wie nach erster anfänglicher Skepsis des Hundes zu beobachten ist, dass alleine das Entfernen kontrollierender Maßnahmen schon nach sehr kurzer Zeit dazu führt, dass ein abtrünniges Familienmitglied selbst im Außenbereich wieder die Nähe der Gemeinschaft sucht.

Selbstverständlich sind die nachfolgenden Empfehlungen nur stark reduzierte Auszüge aus meiner alltäglichen Tätigkeit. Dennoch ermöglichen die für den Sport modifizierten Anregungen den Einstieg in eine vielleicht lang vermisste Partnerschaft.

Ich wünsche allen Lesern viel Vergnügen bei Pennys Reise.
Wunderbare Penny!

PS: Dieses Buch hat die Welt noch gebraucht.

Ulv Philipper

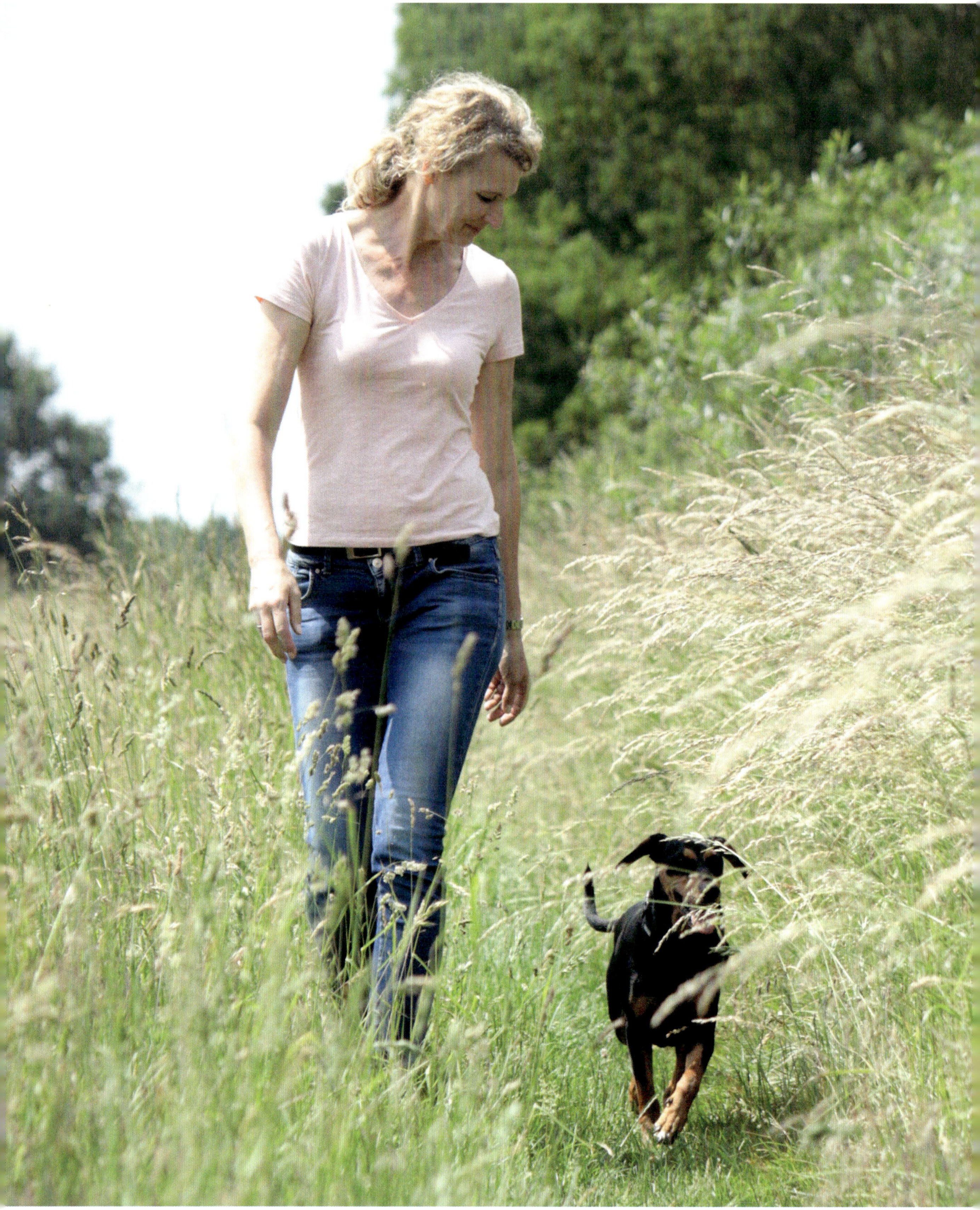

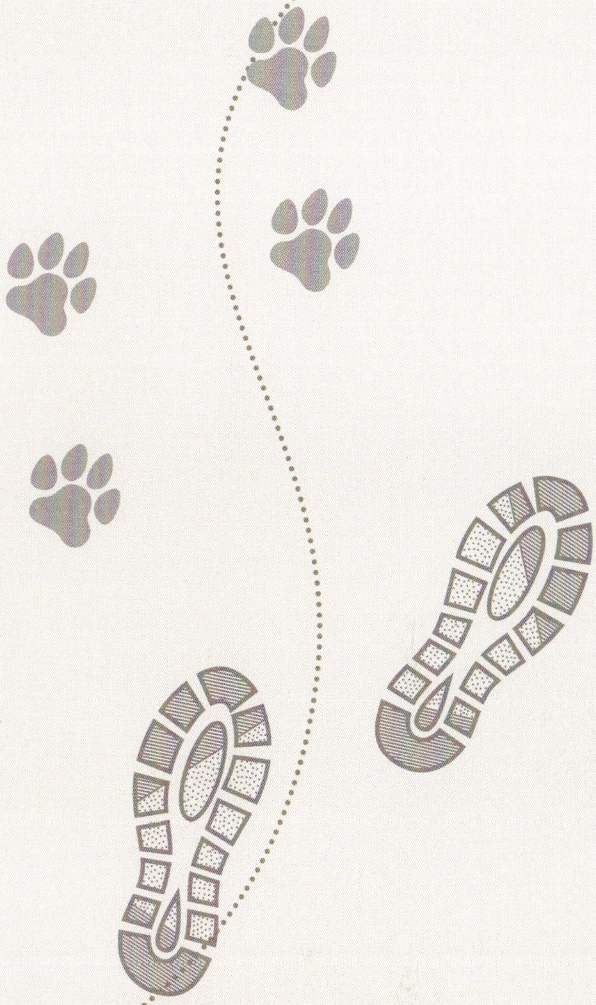

1 FIT AUF 6 PFOTEN - DIE IDEE

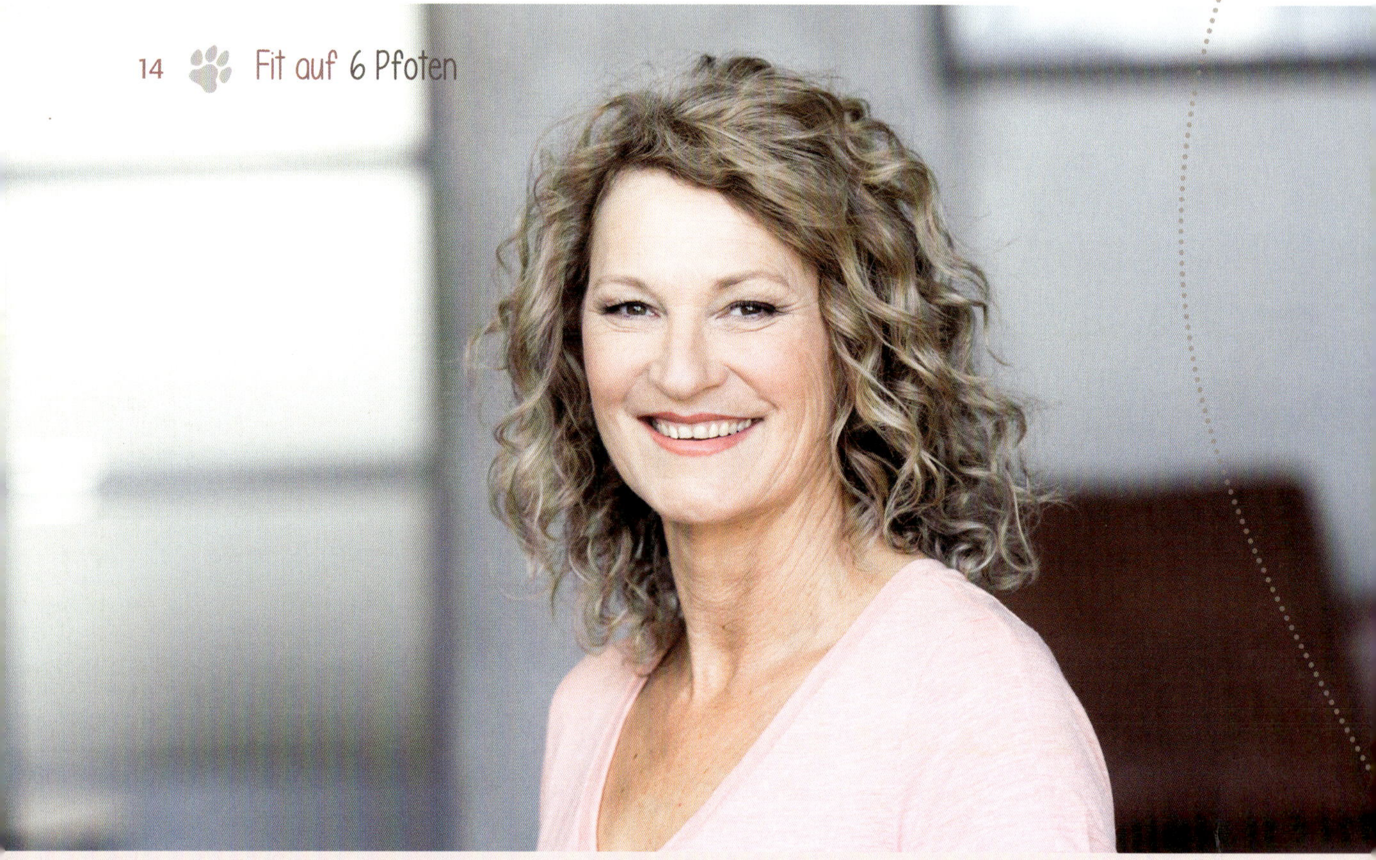

Meine sportliche Karriere liegt schon eine ganze Weile zurück. An die Fitness von damals komme ich natürlich bei Weitem nicht mehr heran. Den Hochleistungssport kann man ja auch nur einen beschränkten Zeitraum lang ausüben. Zwar verschiebt sich die Altersgrenze, um den aktiven Hochleistungssport zu betreiben, immer weiter jenseits der 30 oder auch 40. Nicht zu vergessen die vielen Seniorensportler, die noch fleißig für nationale und internationale Meisterschaften trainieren. Aber genau um diese Art Sport geht es mir nicht. Dieses Buch ist an alle aktiven Menschen gerichtet, die zur Gesunderhaltung fit bleiben wollen und dies nicht allein, sondern in Begleitung ihres Hundes tun möchten.

Wie so viele, haben wir einen Vierbeiner in unsere Familie aufgenommen, weil wir das Gefühl hatten, dass in unsere Familiengemeinschaft noch etwas fehlte: ein treuer Gefährte, der alles mitmacht und gerne kuschelt. So hatten wir uns das gedacht. Was das Kuscheln angeht, kamen wir auf unsere Kosten, allerdings, was das Mitmachen anging, hatte unser Hund eine andere Vorstellung.

„Unser Hund ist eine Hündin und heißt Penny".

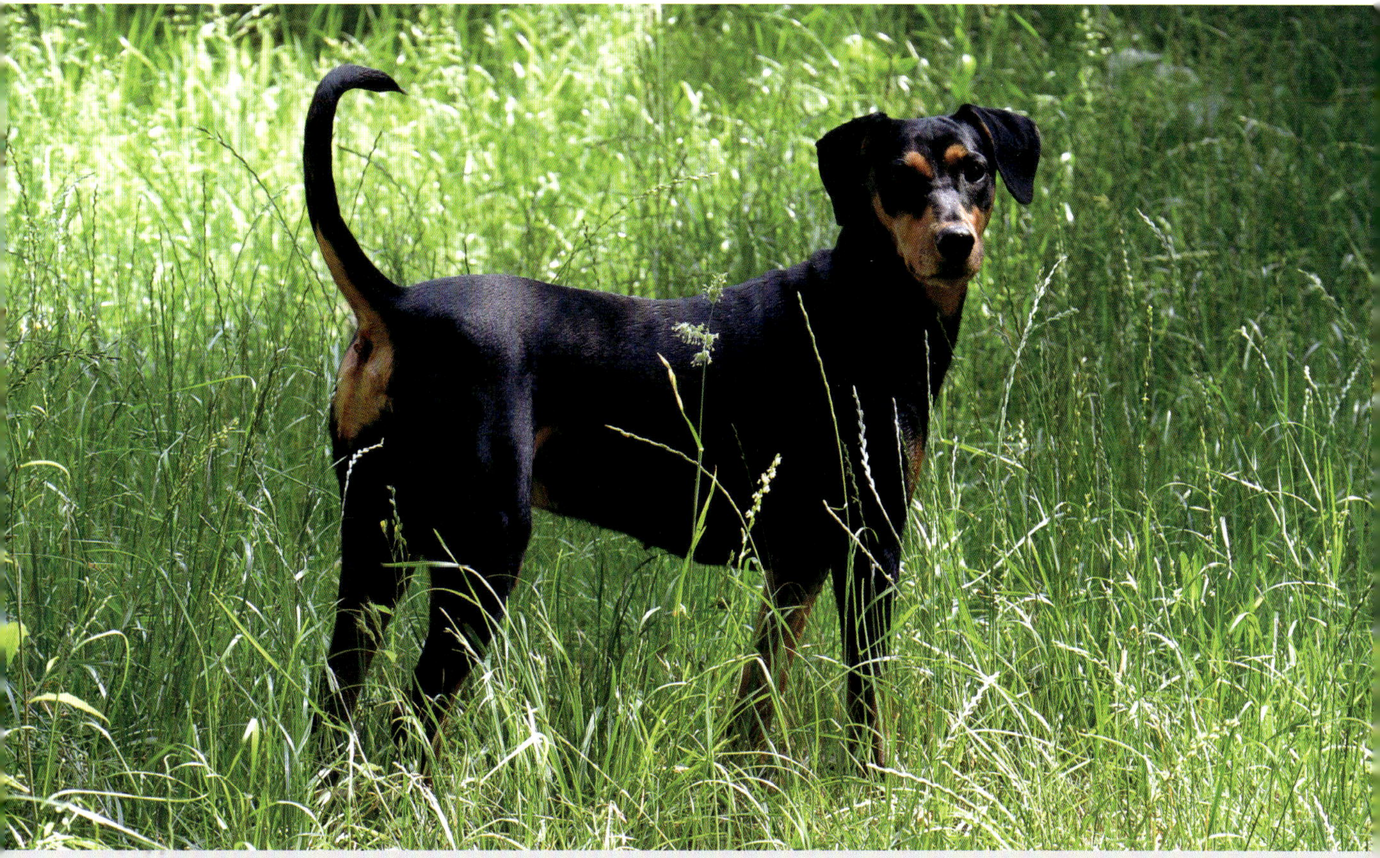

Aber vielleicht erst mal von Anfang an.

Schon immer war ich ein aktiver Mensch. Auch nach meiner sportlichen Karriere habe ich immer darauf geachtet, körperlich fit zu bleiben. Doch mit der Anzahl der Kinder schlich sich immer mehr der Schlendrian ein. Okay, mit Kindern ist man eigentlich auch immer in Bewegung. Oft genug musste ich ganz schön Gas geben, damit ich sie, bevor sie sich in eine gefährliche Situation begeben haben, wieder einfangen konnte. Aber natürlich war das nicht der Sport, den ich mir für mich vorgestellt hatte. Nach einigen Hamstern und Kaninchen, denen ich übrigens auch immer hinterherlaufen musste, kamen wir endlich auf den Gedanken, einen Hund in unsere Familie aufzunehmen.

Prima, dachte ich, ein Hund ist ja ein toller Motivator, um regelmäßiger vor die Tür zu gehen. So ein Hund hält einen ja ganz schön auf Trab und sorgt für die nötige Fitness, auch für den Rest der Familie. Da sich die Aktivität mit Hund oft auf das Spazierengehen beschränkt, bin ich als ehemalige Hochleistungssportlerin sehr schnell an dem Punkt angekommen, wo mir das nicht mehr reichte. Bekanntlich hält sich die Fitness beim Spazierengehen ja in Grenzen. Also, warum sollte ich nicht die Zeit, die ich mit Penny verbringe, für mehr Sport nutzen? Und damit auch andere etwas davon haben, kann ich ja gleich ein Buch darüber schreiben.

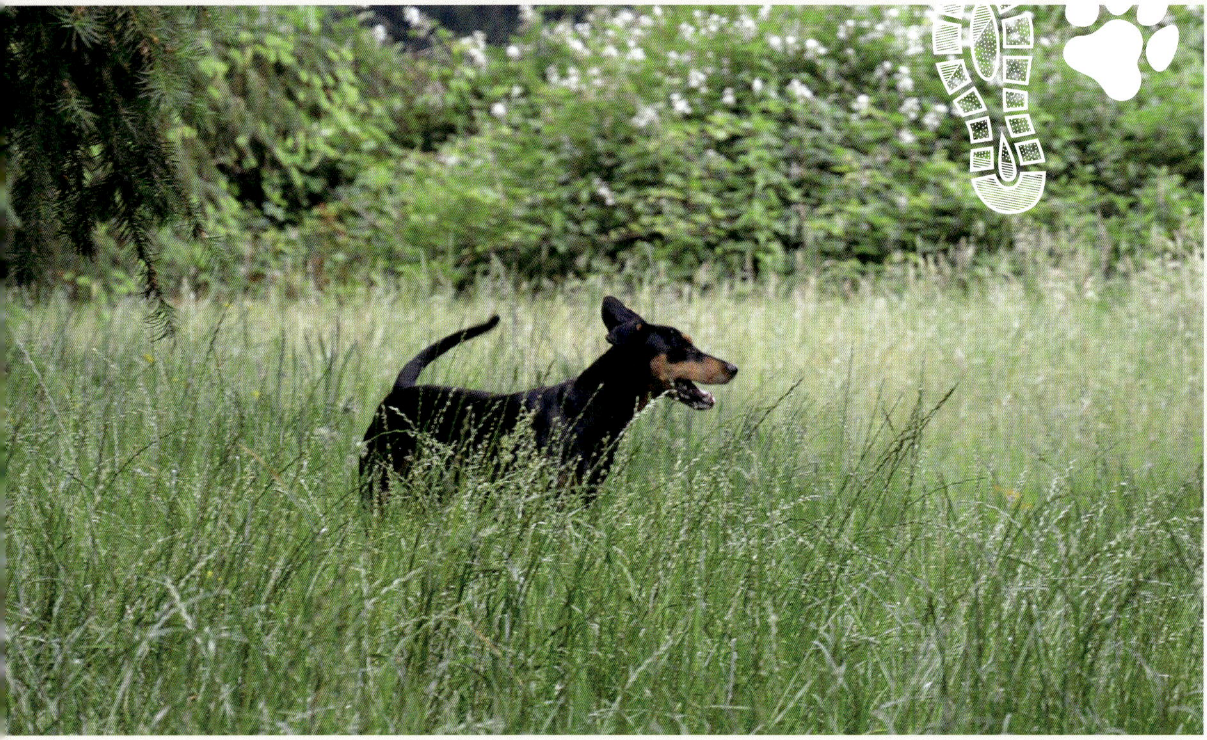

In diesem Buch wirst du überwiegend Übungen für den Menschen finden. Es geht darum, wie ich gemeinsam Zeit mit meinem Hund verbringe und er mich dabei begleitet. Wie beim Menschen auch, kann man einen Hund nicht dazu zwingen, alles mitzumachen. Er entscheidet, ob er aktiv sein möchte oder lieber von seinem Platz aus den Mensch bei seinen sportlichen Aktivitäten beobachtet. Da der Hund dem Menschen aber gefallen möchte, passiert es manchmal von ganz allein, dass er die eine oder andere Übung ausprobiert.

Es gibt natürlich eine Vielzahl von Übungen. Ich habe welche herausgesucht, die zu meiner aktiven Zeit zu meinem Trainingsprogramm gehörten und welche, die mir einfach Spaß machen. Dabei habe ich darauf geachtet, dass du dir aus den verschiedenen Übungen ein Programm zusammenstellen kannst, das möglichst ausgewogen ist. Dieses Buch soll keinen Leistungssportler aus dir und deinem Hund machen, sondern dazu beitragen, dass du dich mehr bewegst und dich für den Alltag fit hältst. Dein bester Trainingspartner ist mit dabei, dein Hund.

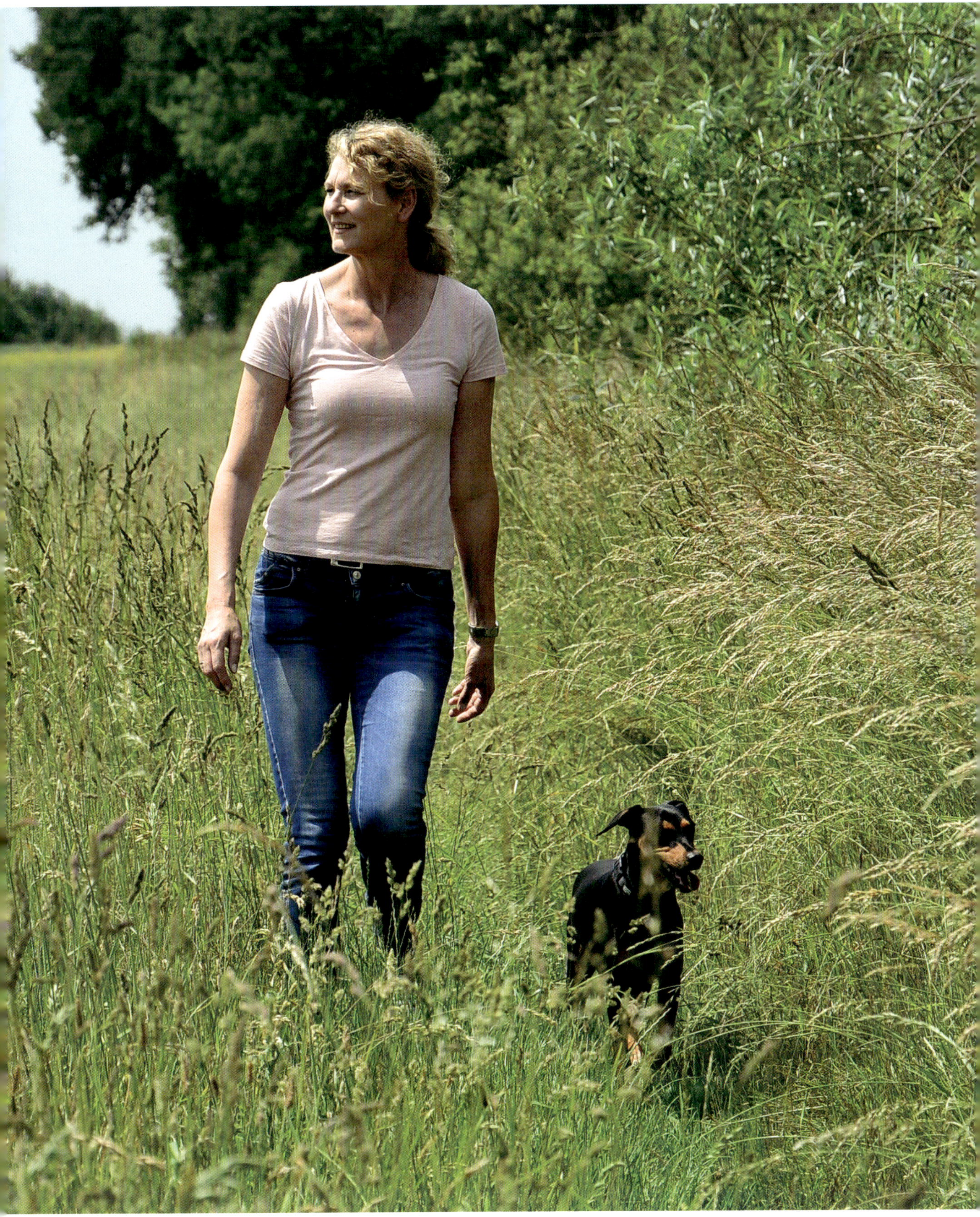

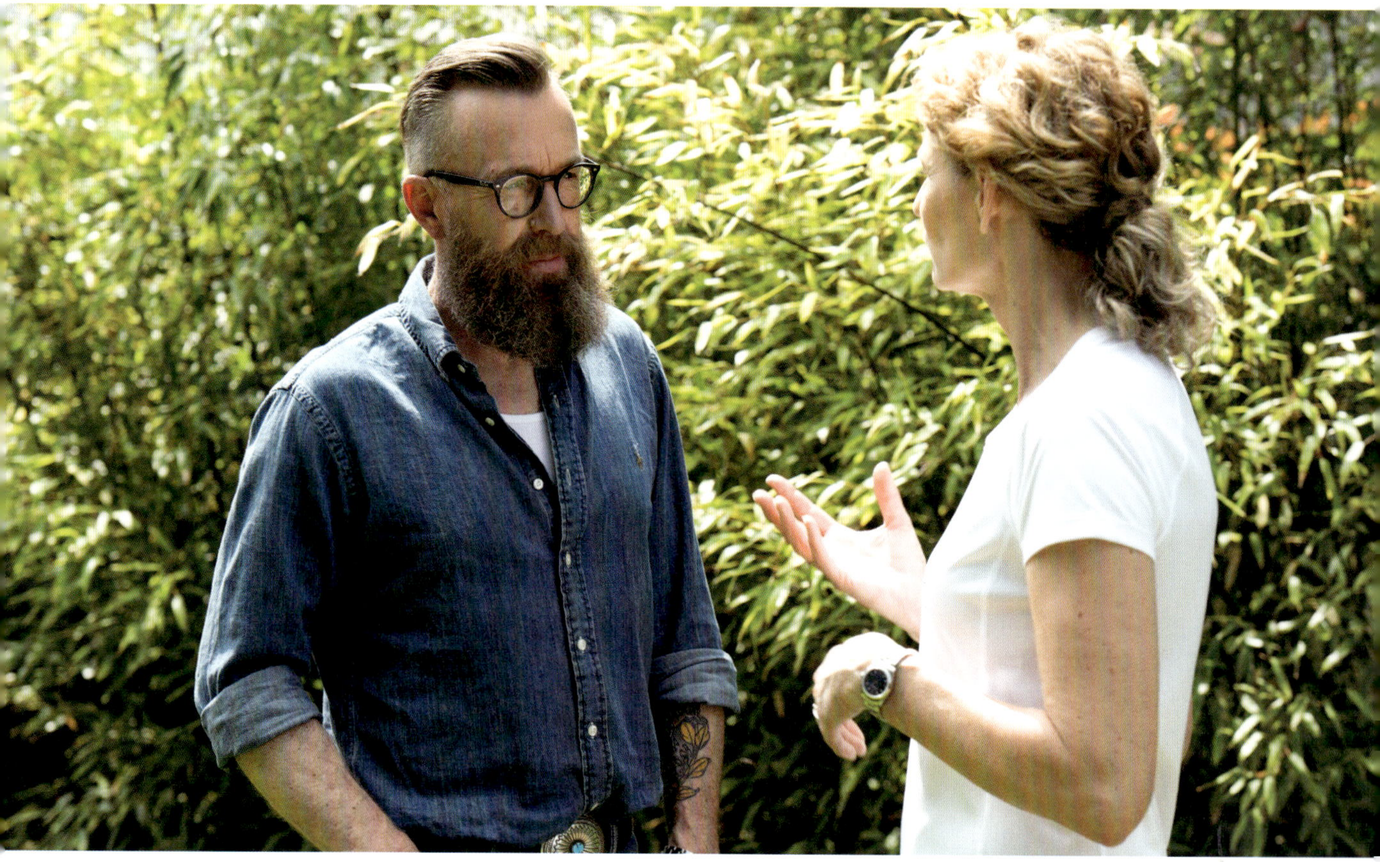

1.1 EINFACH SPORT MIT PENNY

Also dachte ich mir, mache ich einfach Sport mit Penny. So einfach, wie ich mir das vorgestellt hatte, war es allerdings nicht. Ich hatte nicht bedacht, dass Penny sich in die Kreaturen einreihte, die mit Vorliebe das taten, wozu sie Lust hatten Auch Penny hatte offensichtlich etwas anderes zu tun, als mich beim Joggen oder anderen Aktivitäten zu begleiten. Penny dachte ja gar nicht daran, an meiner Seite zu bleiben. Ohne Leine verschwand sie in Büschen und auf Feldern und mit Leine zog sie mich mit dieser unter Vollspannung hinter sich her.

Ich hatte schon diverse Bücher gewälzt, Fernsehsendungen verfolgt und Hundeschulen besucht. Doch Penny ließ sich nicht so einfach dressieren, wie es in Büchern zu lesen, im TV zu sehen oder in Hundeschulen beigebracht wurde. Die Ausgaben für Hundeleckerli stiegen immer weiter an, brachten aber nur bedingt etwas. Denn wenn Penny etwas Interessanteres entdeckte, spuckte sie das Leckerchen einfach wieder aus. Außerdem nervte mich das vergebliche Rufen nach meinem Hund und das Gezerre an der Leine dermaßen.

Frustriert wollte ich meine Idee, gemeinsam mit Penny Sport zu treiben, schon fast wieder an den Nagel hängen. Bis ich Ulv Philipper kennenlernte. Seine Methode und Philosophie überzeugte mich sofort. Also nahm ich Kontakt zu ihm auf und begann mit dem Training. Das Training für Hund und Mensch.

„Warum ich nicht gleich die Flinte ins Korn werfen sollte, erklärte er mir dann".

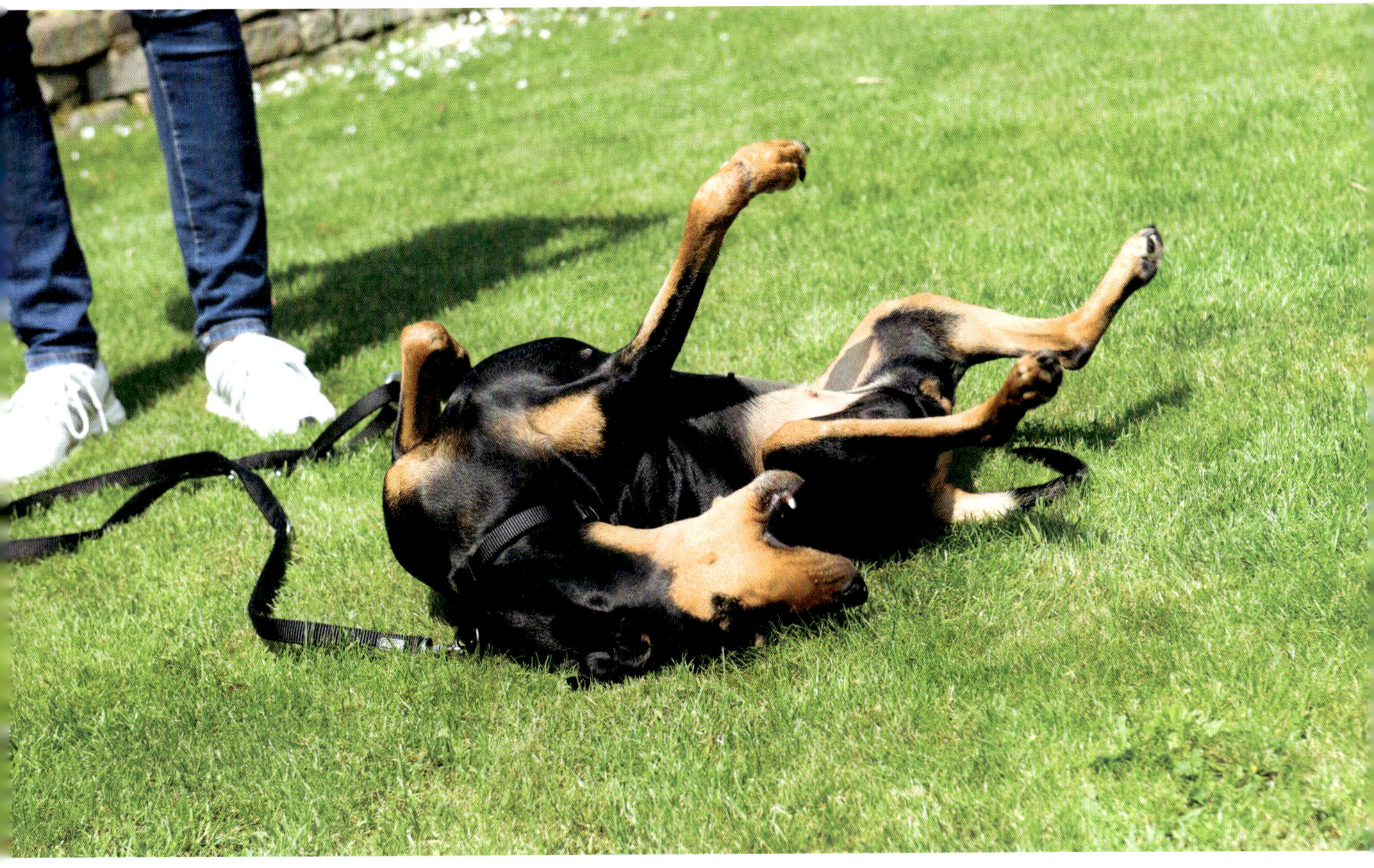

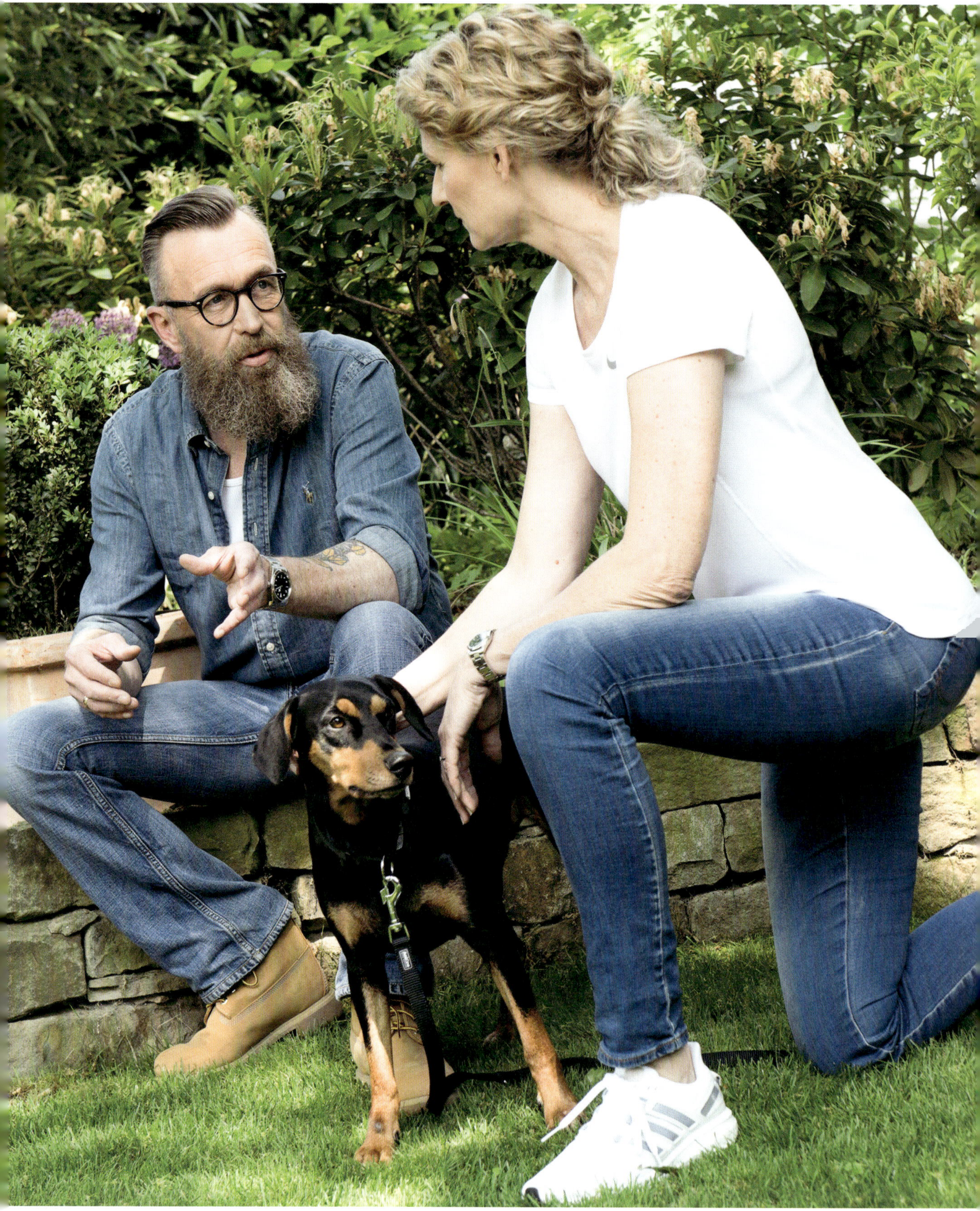

1.2 ULVS ANSATZ

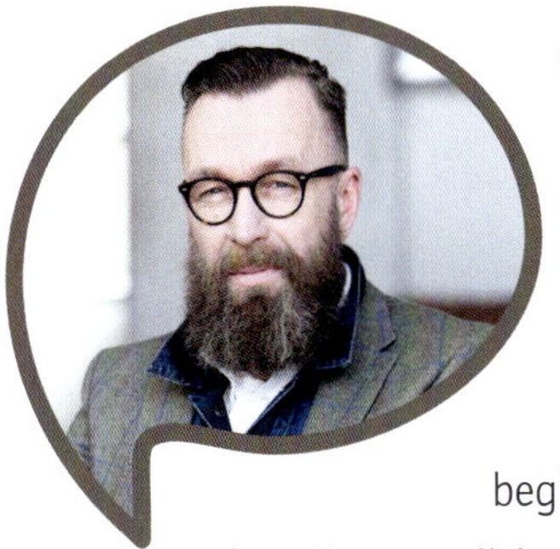

Wer kennt sie nicht? Diese tiefe Kluft zwischen: „Dieses Mal schaffe ich es ... ich beginne mit dem Sport", und der schon bereits vor dem inneren Auge ablaufenden Siegerehrung und der bitteren Realität der bleiernen Knochen?

Wie sehr wünscht man sich in dieser Phase des „Beinaheaufbruchs" einen Motivator, der uns über diesen scheinbar unüberwindbaren Abgrund begleitet. So einen, der uns schlichtweg mit seiner Fröhlichkeit behutsam auf den Weg sportlichen Erfolgs wedelt.

Und wieder einmal trifft eine dieser oft zitierten und auf alle Lebenslagen anwendbaren Binsenweisheiten zu:

„Warum denn in die Ferne schweifen,
wenn das Gute liegt so nah?"

Und da liegt es nun. In sich ruhend, als ob es kein Wässerchen trüben könnte. Es trifft die Vorbereitungen für den nächsten Akt – nennen wir ihn mal: „Born to be wild!"

Nur allzu oft verlässt der Hauptdarsteller unerwartet die für ihn vorgesehene Rolle und das geplante Lustspiel wandelt sich in ein Drama mit ungewissem Ausgang. Man könnte es auch Improvisationstheater nennen.

Es ist nicht zu leugnen, dass zur Wiedererlangung der abgängigen Diva ein nicht zu unterschätzender sportlicher Aufwand geleistet werden muss, aber ich wage zu bezweifeln, dass sich dieser mit unseren Vorstellungen gemeinsamer, aktiver Freizeit deckt. Auch die lebensverlängernde Komponente dieser körperlichen Ertüchtigung ist infrage zu stellen.

Gott sei Dank sind solche oder ähnliche Szenarien nur die Ergebnisse einer falschen Vorbereitung des Hundes auf die Begleitung in unserem Alltag. Nach wie vor werden Hunde fälschlicherweise noch immer im Gedanken des Gehorsams geschult, wobei der Umstand „Begleitung" eigentlich ganz eindeutig „Bereitschaft" erfordert.

Insbesondere bei unserer sportlichen Tätigkeit wird deutlich, dass wir einen Hund an unserer Seite benötigen, der „wollend" ist und nicht unserer permanenten Kontrolle bedarf.

Absurderweise bringt der Hund zu Beginn einer Beziehung all die notwendigen Eigenschaften im größten Maße mit sich. Man könnte auch sagen: „Wollen" ist seine Werkseinstellung bzw. sein Auslieferungszustand. Als Säugetier strebt er nach der Anerkennung seiner familiären Gemeinschaft. „The will to please" ist nicht, wie allgemein angenommen, die Eigenschaft nur einiger weniger Ausnahmen, sondern bezieht sich auf unser gesamtes Miteinander.

„Der Wunsch, zu gefallen,
ist unser wertvollstes Antriebsmotiv."

Leider wurde dieses Bestreben in der Vergangenheit bis in die heutige Zeit nur allzu gern als Schwäche fehlinterpretiert und diente damit als Legitimation, den vermeintlich Hilfsbedürftigen mit Kontrolle zu gängeln. Natürlich nur zu seinem Wohle.

Jetzt kommt es, wie es kommen muss. Erst durch die Kontrolle verwandelt sich der ehemals „Wollende" in einen „Houdini mit Fell". Er sucht unablässig nach Lücken im Konstrukt des Begrenzers. Wann immer sich eine Gelegenheit bietet, zeigt er seinem Peiniger dessen Ohnmacht auf. Jagd, Aggression und Unsicherheit sind dabei die populärsten Techniken, den Ahnungslosen in die Verzweiflung zu treiben.

„Die Geister, die ich rief", wenden sich nun gegen mich. Mit anderen Worten gesagt: Die heutigen positiv oder negativ wirkenden Schulungstechniken beruhen nach wie vor auf der Zielsetzung „Kontrolle des Hundes". Gut gemeint, ist halt nicht gut gemacht.

Fatalerweise sind so genau die Ansätze, die zum vermeintlichen Schutz des Hundes dienen sollten, erst Verursacher seines tragischen Dilemmas. Wer ist denn auf die mehr als eigenartige Idee gekommen, dass die Begrenzung eines Hundes zu seiner Bereitschaft führen könnte?

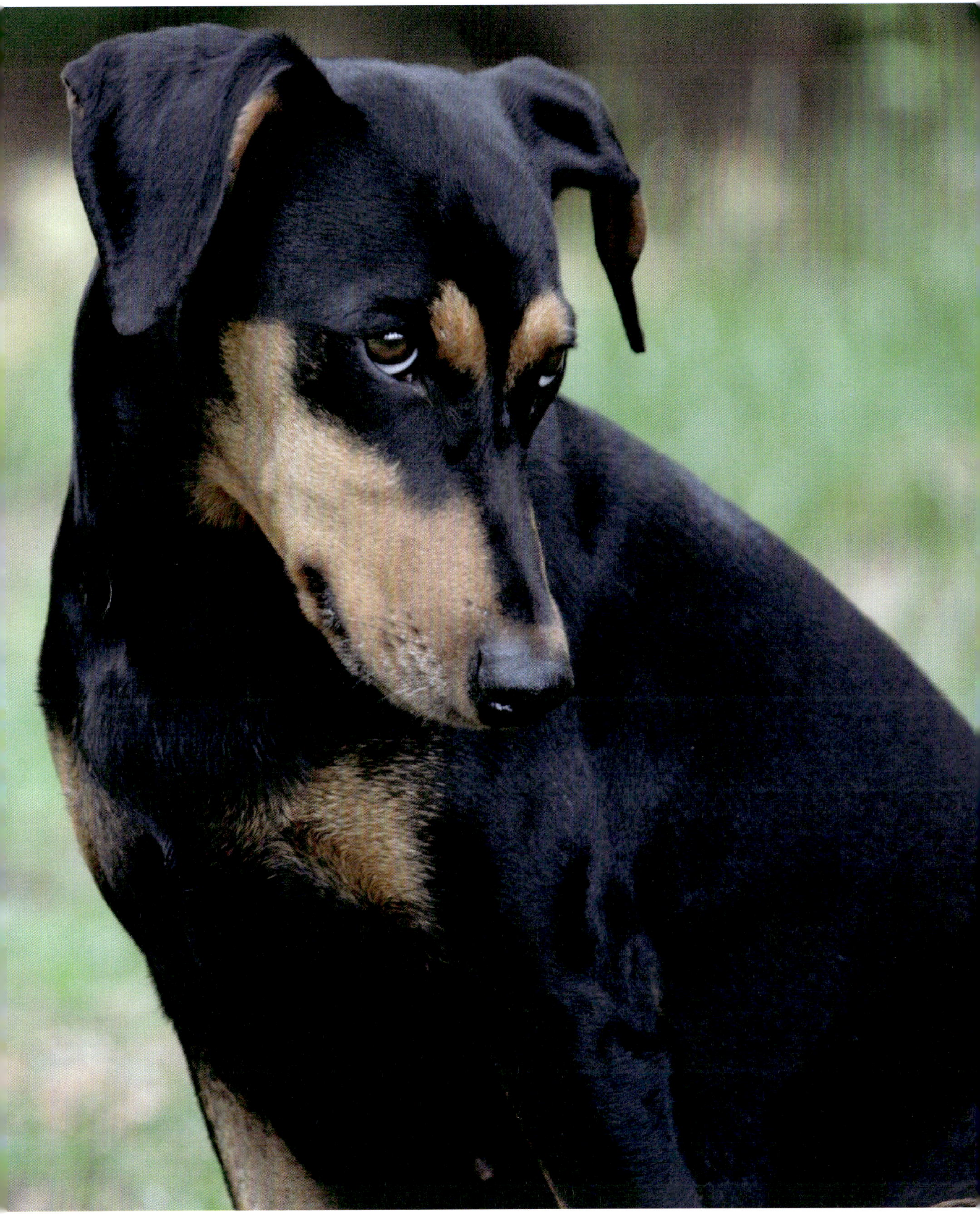

Alles noch mal zurück – alles auf Anfang. Vielleicht kannst du dich noch an die Zeit erinnern, in der du noch keinen Hund gehabt hast, aber immer davon geträumt hast, mit deinem zukünftigen „Best Buddy" den Zwängen des oft sehr eng getakteten Alltags zu entfliehen. Sich einfach füreinander Zeit zu nehmen und gemeinsam all die Dinge zu tun, für die du lange schon zu vernünftig geworden bist.

Wenn du bereit bist, deinen Hund als eigenverantwortliches, hoch soziales Individuum zu akzeptieren, das wie du selbst nicht bevormundet werden möchte, steht dieser Wunschvorstellung nichts mehr im Wege.

Im Grunde ist die Lösung dieser verfahrenen Situation ganz einfach. Es bedarf einzig und allein einer Veränderung unserer Sichtweise auf den Hund.

Auch wenn es zu Beginn schwer zu glauben ist: Alle bisherigen Annahmen, die bis heute Verwendung finden, beruhen auf der absurden Vorstellung, den Hund nicht mit dem Menschen vergleichen zu können.

Die hieraus resultierenden, zum Teil obskuren Rückschlüsse sind somit insgesamt infrage zu stellen. Es wird dich nicht überraschen, dass, wenn man, statt hanebüchener Allmachtsfantasien, sich ausschließlich auf nachweisbare Tatsachen bezieht, sich die Dinge in einem vollkommen neuen Licht darstellen.

Um deinen Hund erfolgreich auf deinen Alltag vorzubereiten, besteht der erste Schritt in der Umbenennung deiner Zielsetzung.

Die Aufgabenstellung „Begleitung" sollte zweifelsfrei zum Ziel „Bereitschaft" und nicht „Gehorsam" führen.

Wie bereits zuvor erwähnt, bringt der Hund das „Wollen" in großem Maße mit. Somit gilt es, dieses zu fördern und parallel mit dem alltagsnotwendigen „Können" zu füllen. Dabei müssen wir berücksichtigen, dass uns ein notwendigkeitsorientiertes Lebewesen gegenübersteht.

Das bedeutet, der Hund als effizientes Säugetier passt sein Verhalten ausschließlich der Notwendigkeit der vorgefundenen Struktur der jeweiligen Gemeinschaft an. Er ist also immer das Spiegelbild unserer bewussten, aber auch der unbewussten Vorlagen.

Auffällig ist der Umstand, dass gerade bei der offensichtlichsten Aufgabe, die Anforderung des Alltags zu formulieren, bereits die Grundlage des zukünftigen Scheiterns angelegt wird. Man übersieht einfach die Realität. In der Erkenntnis, dass die Ereignisse unseres Alltags zum Teil ohne Ankündigung bzw. spontan eintreten, kann der Hund den Umgang mit diesen nur erlernen, wenn wir durch unser Vorbildverhalten darauf hinweisen.

Die Wichtigkeit, dass der Hund in der Begleitung zuvor gelernt haben muss, bei einem Signal, ohne zu zögern, sofort angemessen zu reagieren, steht wohl außer Frage. Einzig und allein der Umstand des „Wie?" ist hier zu klären.

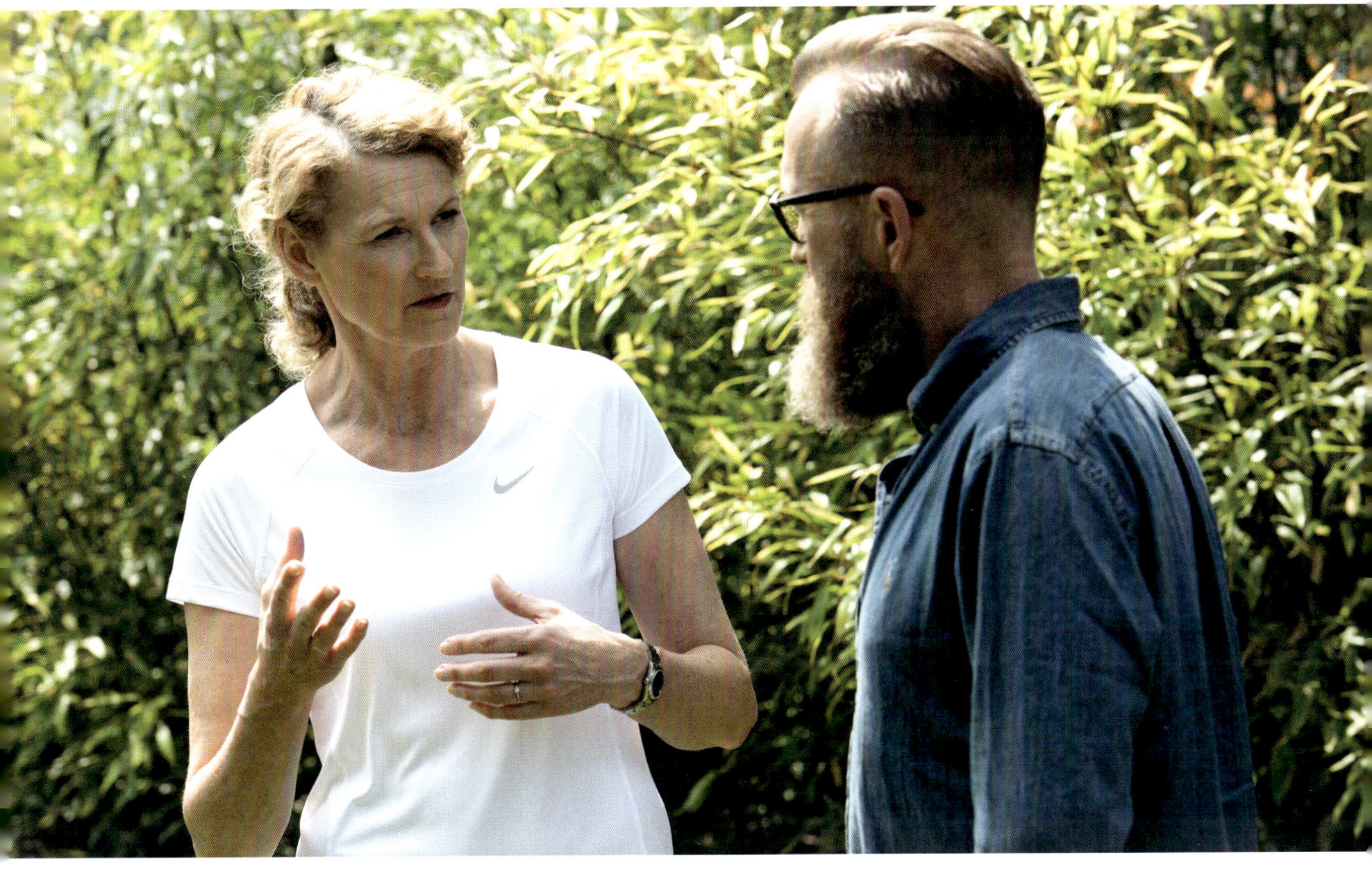

Gerade im Zusammenhang damit, dass der Hund, so wie wir, vehement Bevormundung ablehnt, wächst der Begriff „Vorbildverhalten" immens in seiner Bedeutung.

Führen durch Vorbild ist natürlich keine neue Idee. Schaut man einmal genau hin, ist diese Erziehungsstrategie in der Natur die Nummer eins.

Mit dem Wissen, dass wir mit großem Interesse und der angeborenen Bereitschaft, sich anzupassen, beobachtet werden, wird die Vermittlung von existenziellen Inhalten fast zu einer beiläufigen Angelegenheit.

> „Den Konflikt der Bevormundung können wir ganz einfach umschiffen, indem wir den Hund nicht mehr mit Aufforderungen ansprechen, sondern unser eigenes Handeln mit einem Signal ankündigen."

Die Vorteile dieses Vorgehens liegen auf der Hand. Zum einen sind wir nicht mehr abhängig von der Meinung unseres nachweislich mindererfahrenen Freundes und zum anderen kann dieser sich nicht begrenzt fühlen, da wir weder etwas von ihm wollen noch ihm etwas verbieten.

Die beiden großen Begrenzungen „Aufforderung und Verbot", die wir selbst als massivste Einschränkung unserer Freiheit empfinden, tauchen gar nicht erst auf. Selbst wenn der Hund mit unserem Handeln nicht immer konform geht, kann er sich dennoch bei Beweisführung unserer Konstanz mit seinem Verhalten an diese Form von Vorlagen anpassen, da sie ihm das Gefühl einer eigenen Wahl ermöglichen.

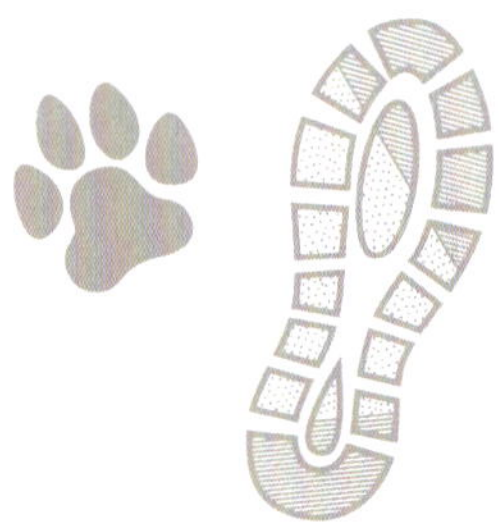

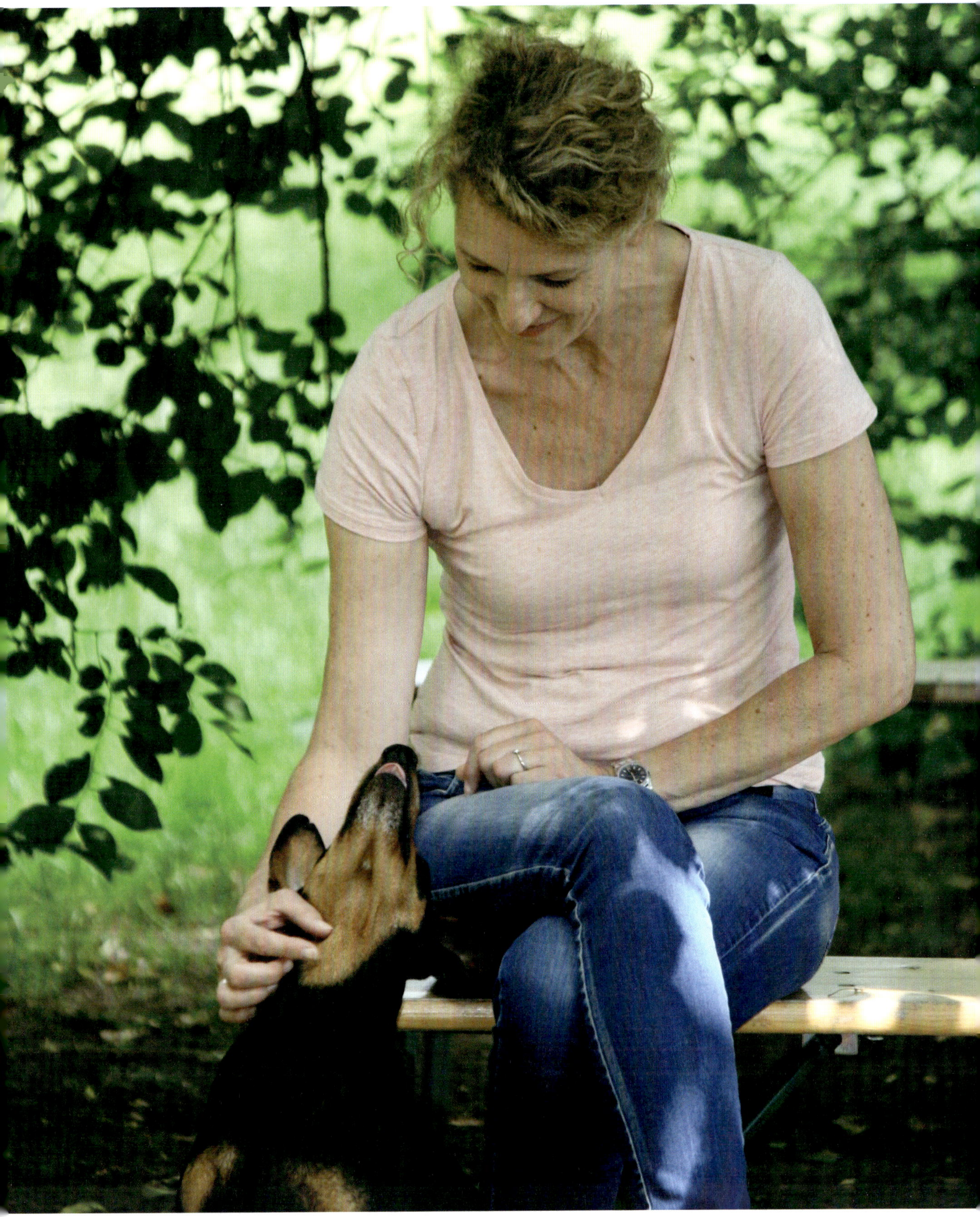

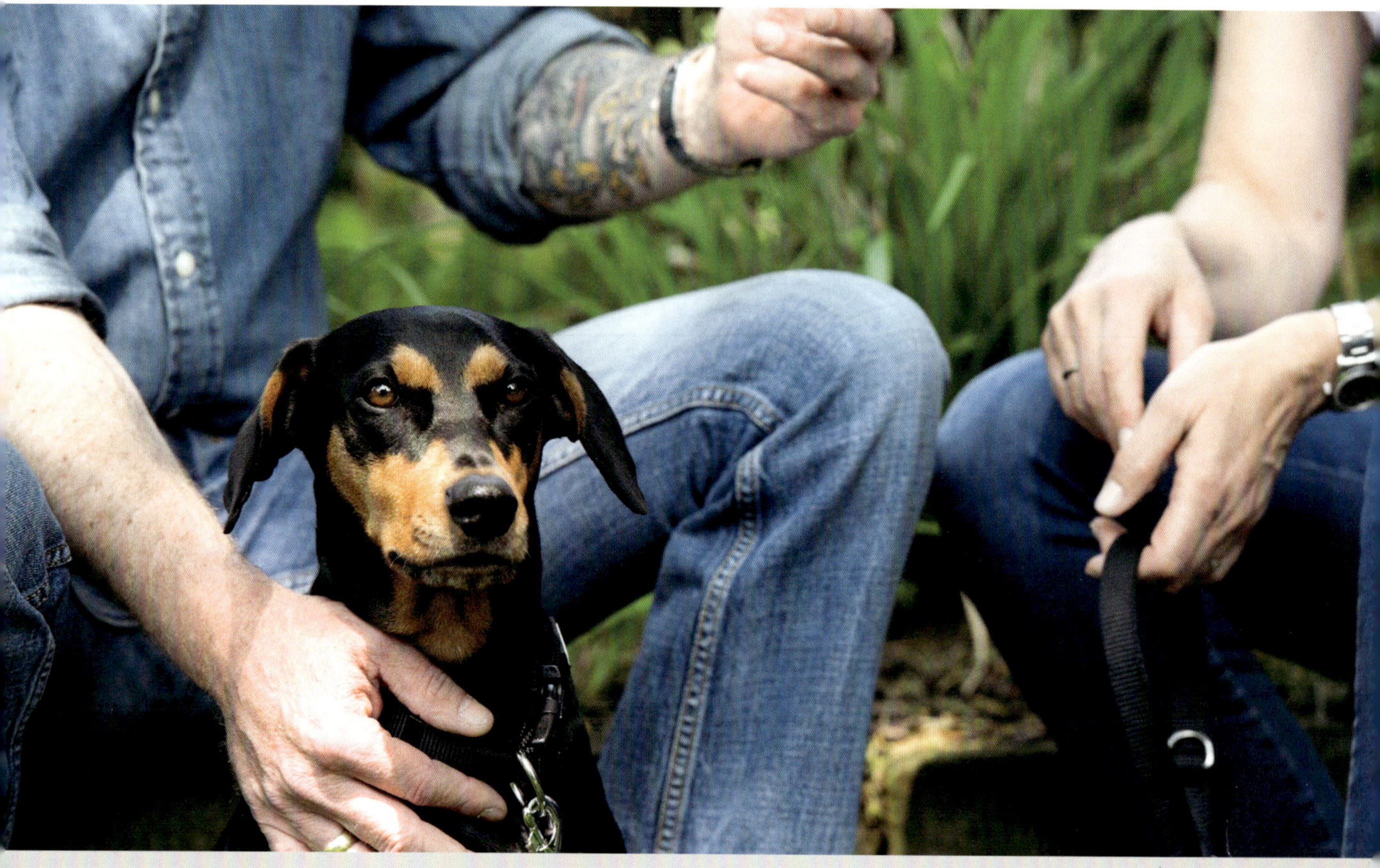

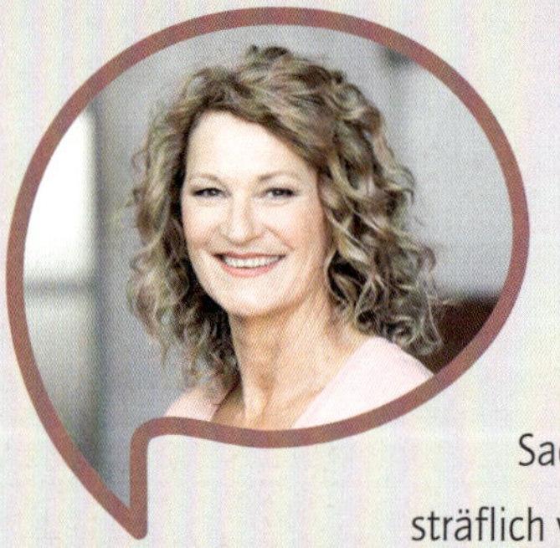

1.3 BEVOR ES LOSGEHT

Nun kann es fast schon losgehen. Einige Dinge solltest du aber vor dem Start noch abklären. Die beste Voraussetzung für sportliche Aktivität ist natürlich ein gesunder Körper. Aber in der Realität sieht die Sache häufig anders aus. Schließlich haben wir bis jetzt unseren Körper sträflich vernachlässigt. Und so kommt schon mal mit der Zeit und mit dem Alter so manches Wehwehchen vor. Kein Grund, gleich die Flinte ins Korn zu werfen.

Frage einfach deinen Hausarzt, welche Bewegungen für dich nicht geeignet sind und worauf du achten musst. Ein Gesundheitscheck gibt dir darüber Auskunft, wie hoch du dich belasten darfst. Dies gilt durchaus auch für deinen Hund. Frage deinen Tierarzt, was dein Hund darf und was nicht.

Für Hund und Mensch gilt, sich nicht zu überfordern. Die Anforderungen sollten dem jeweiligen Gesundheits- und Fitnesszustand entsprechen. Auf die jeweilige Temperatur solltest du

Rücksicht nehmen und ich empfehle, dass du und dein Hund nach dem Sport ausreichend Flüssigkeit zu sich nehmen. Deinem vierbeinigen Freund brauchst du nur wie gewöhnlich einen Napf mit frischem Wasser hinzustellen. Er nimmt sich, was er braucht.

1.4 Equipment

Auf die richtige Ausrüstung sollte unbedingt geachtet werden. Lasse dich in einem Sportgeschäft über das richtige Schuhwerk beraten. Der richtige Schuh kann darüber entscheiden, wie viel Freude du beim Sport haben wirst und kann dich vor Verletzungen durch Fehlbelastung schützen. Überlege dir, welche Sportgeräte du zusätzlich benötigst. Für das Joggen und auch das Radfahren gibt es spezielle Leinen für den Hund, die eigens dafür hergestellt wurden (s. Kap. 8).

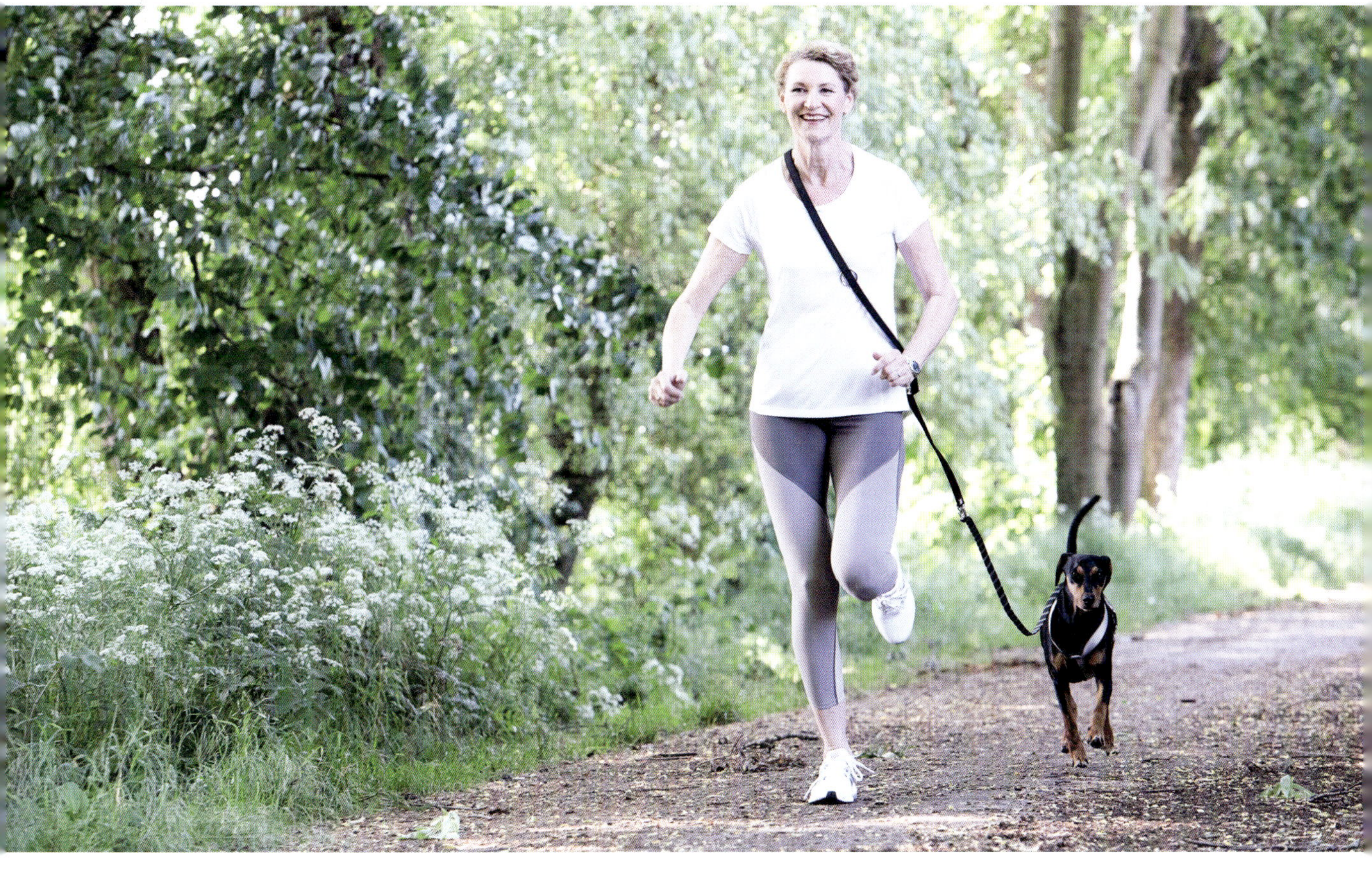

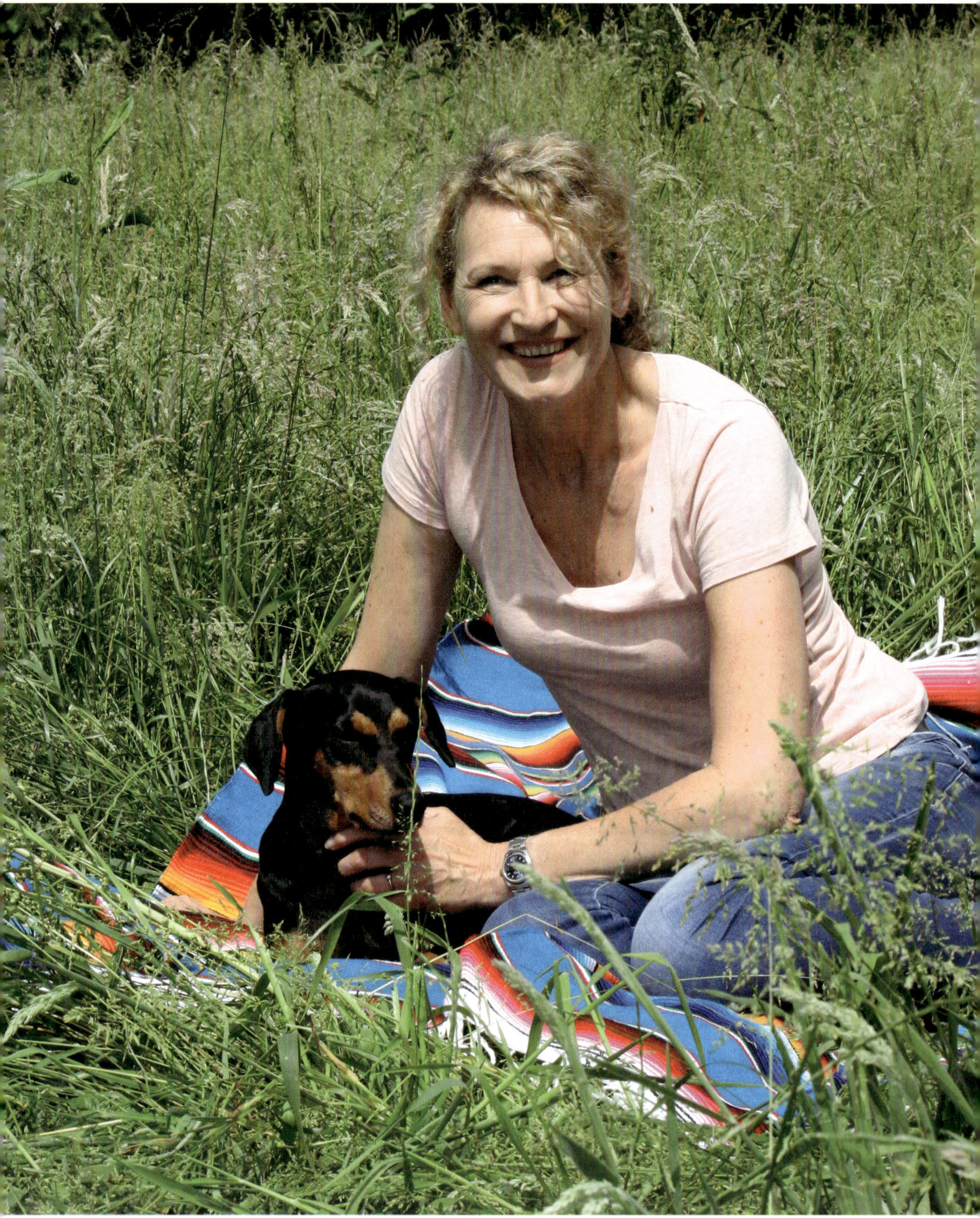

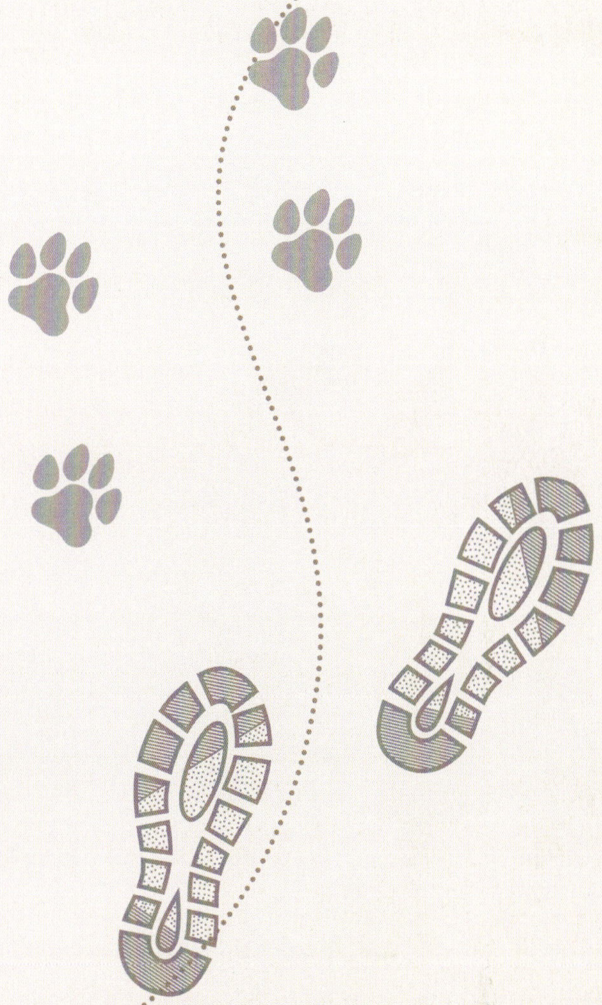

2 WALKEN – JOGGEN – RADFAHREN MIT PENNY

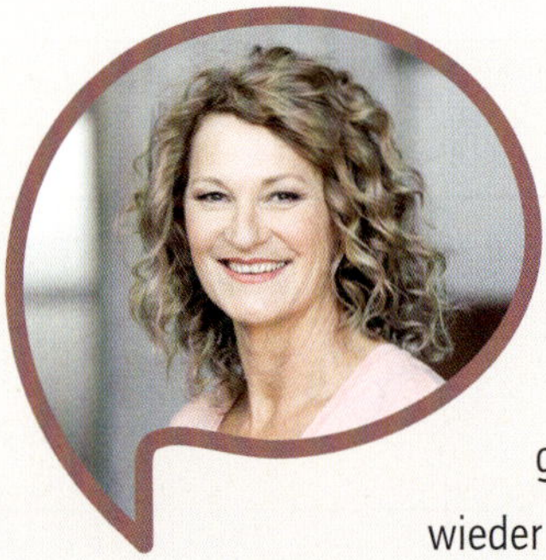

Bevor ich mit dem Laufen angefangen habe, testete ich zunächst das Walken. Für mich erschien dieser Einstieg nur logisch, da ich mich von jeher mit dem Laufen schwergetan habe. Außerdem hatte ich schon mehrere Versuche gestartet, Laufen regelmäßig zu betreiben. Doch ich bin immer daran gescheitert, zu schnell zu laufen oder mit einer Strecke gestartet zu sein, die viel zu lang war. Die Lust war dann ganz schnell wieder verflogen.

Nun gehe ich mit Penny zweimal am Tag spazieren. Jetzt könnte man sagen, das ist schon genug Bewegung, um fit und gesund zu bleiben. Doch irgendwann hat man das Gefühl, dass ein bisschen mehr Bewegung und Geschwindigkeit guttun würde. Da reicht es schon, wenn man für den Anfang das Tempo etwas anzieht und schon befindet man sich im Modus einer Sportart, die sich nun schon seit vielen Jahren, mit oder ohne Stöcke, großer Beliebtheit erfreut, dem Walken.

Wenn man einen Hund besitzt, der an der Leine geführt werden muss, ist es mit Stöcken äußerst schwierig. Entweder nimmt das Walken akrobatische Züge an oder Verletzungen sind vorprogrammiert. Es gibt zwei Möglichkeiten, man lässt die Stöcke zu Hause, um die Hände für die Leine frei zu haben oder man bereitet den Hund auf das Nordic Walken mit Stöcken, aber ohne Leine, vor. Für mehr Flexibilität und Freude am Sport würde ich dies unbedingt empfehlen.

Zu Beginn solltest du dich darauf einstellen, dass das Walken und Joggen nicht immer nur in eine Richtung geht. Außerdem sollte man eine gewaltige Menge Geduld mitbringen. Aber so ist es ja generell im Sport und im Leben. Es geht nicht immer alles so schnell, wie man es sich vorstellt. Man sollte sich auch über die kleinen Erfolge freuen und sich Schritt für Schritt an das große Ziel heranarbeiten. Warum das so ist, erklärt dir Ulv.

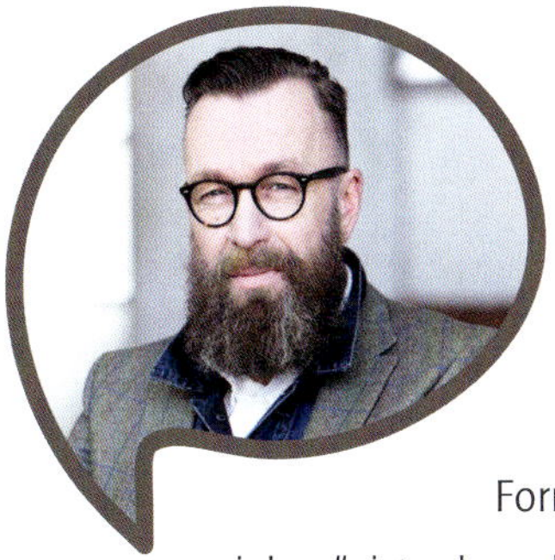

So ist es eigentlich ganz simpel, dem Hund die ideale Laufposition an der Leine zu erklären:

Voraussetzung hierfür allerdings ist, sie erst einmal selbst richtig zu benennen. Es ist immer schwierig, jemandem etwas zu vermitteln, wenn man zuvor das exakte Lernziel nicht umrissen hat. Eine nur vage Formulierung wie z. B.: „Die Leine soll locker durchhängen – er soll nicht ziehen", ist schon die Garantie für den frühen Misserfolg.

Der Hund besitzt wie du ein außerordentliches Bedürfnis nach Eindeutigkeit, tut sich aber ebenso wie wir selbst mit Veränderungen schwer. Veränderung heißt zu Beginn für jeden Betroffenen immer Unsicherheit. Da klammert man sich lieber an die „alten Muster", bevor man das Unvertraute riskiert.

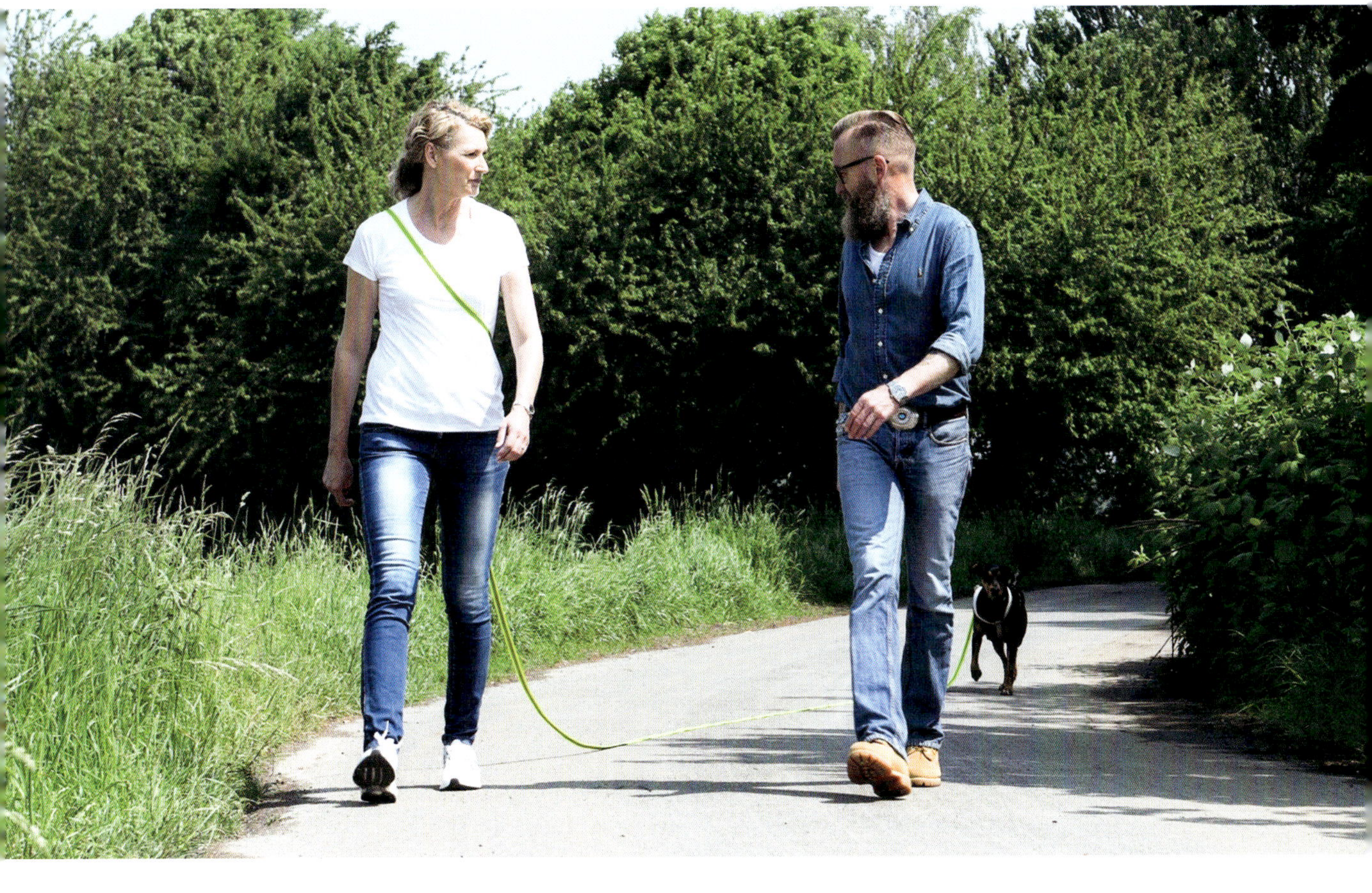

Wenn du also bei der Vorstellung deines neuen und notwendigen Leinenverhaltens auf Kritik der Gegenseite stößt, sei gewiss, dass dein Hund nicht deine unerwartete Eindeutigkeit bemängelt, sondern sich ausschließlich gegen die Umstellung selbst sträubt. Das geht vorüber. Woher soll er auch wissen, was ihn Großartiges erwartet?

Gerade diese uns nicht unvertraute Erkenntnis macht es umso deutlicher, welche enorme Bedeutung unsere eigene Überzeugung schon in dieser frühen Phase der inhaltlichen Benennung hat.

„Nur mit deiner Selbstverständlichkeit kannst du deinem Hund seine vorläufige Unsicherheit nehmen."

Eine eindeutige Auswahl der Seite und der Höhe, an der er läuft, wäre schon mal ein guter Anfang. Dadurch vermeiden wir in späteren möglichen Belastungssituationen unnötige und häufig gefährliche Entscheidungskonflikte für unseren unerfahrenen Begleiter.

Wenn wir also bei Rechtshändern die linke Seite mit dem Kopf des Hundes auf Kniehöhe (bei Linkshändern verhält es sich umgekehrt) als ideale Laufposition ermitteln, bestimmt nicht irgendeine krude Disziplinvorstellung, sondern einzig und allein das Sicherheitsbedürfnis des Hundes diese notwendige Vorgabe.

„Bei plötzlicher Belastung im Alltag gilt für den Hund wie für uns die Regel: Eindeutigkeit ist Sicherheit!"

Gleichzeitig stellt Eindeutigkeit auch den Schlüssel zum Unterbewusstsein dar. Genau das Instrument, das von der Natur zum Meistern spontaner Veränderungen entwickelt wurde. Prozesse des Unterbewusstseins sind immer Handlungen ohne Analyse oder mit anderen Worten Signal = Handlung! Sicherer geht es nicht!

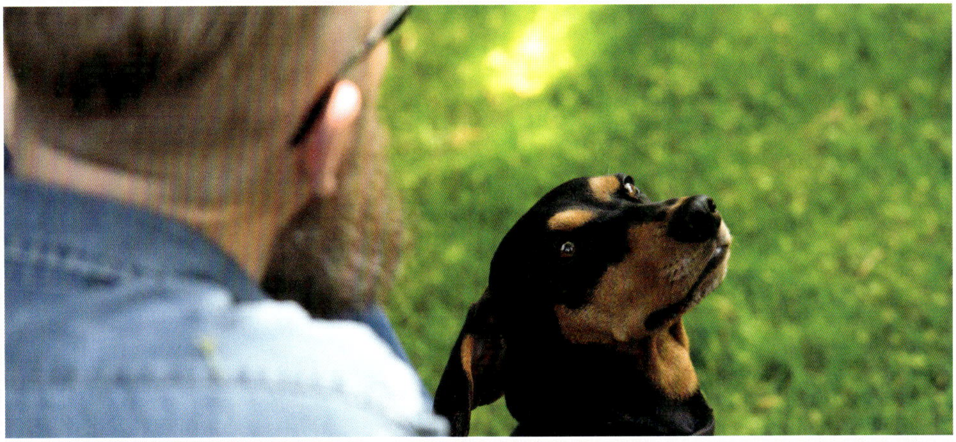

Damit dein Hund sich dafür entscheiden kann, links neben dir zu laufen, ist es nur nötig, den Bereich vor dir unattraktiv zu gestalten. Durch einen häufigen, im Zeitpunkt willkürlichen Richtungswechsel um 180° in die Gegenrichtung erscheint es dem Hund schon im Laufe von ca. einer Woche uninteressant zu sein, vor dir zu laufen. Von größter Bedeutung dabei ist der Umstand, dass dein Wenden nicht auf das Verhalten des Hundes bezogen sein darf. Das würde er als Bevormundung verstehen und sich dagegen wehren. Streng nach dem Prinzip der Umkehrpsychologie: Jetzt erst recht!

Eine für uns nicht unbekannte Empfindung. Somit eine vollkommen normale Reaktion auf den Versuch, uns die Wahl zu nehmen. Bisher ging man nur noch nicht davon aus, dass auch andere Säugetiere in vergleichbarer Art und Weise empfinden. Rückblickend bedeutet das, dass dein Hund gar keine Schwierigkeiten mit dem Inhalt deiner bisherigen Bemühungen hatte, sondern nur die Form der Vermittlung beklagte. Wir haben also gar kein Verständnisproblem beobachtet, sondern nur ein Akzeptanzproblem.

Das macht unsere Aufgabe weitaus einfacher. Wir müssen mit unserem Hund gar nichts üben, sondern ihn nur das Richtige sehen lassen.

Zu diesem Zeitpunkt gewinnt unsere Erkenntnis über das Verständnis von Bevormundung eine wichtige Bedeutung. Wenn wir ein Signal auf unser Verhalten beziehen, also damit unser Handeln ankündigen, spielt es keine Rolle mehr, ob dein Gegenüber deine Ansicht teilt. Du musst nur noch beweisen, dass du dein Versprechen glaubwürdig und konstant einhältst.

2.1 SPAZIEREN MIT VOLLEM EINSATZ – GANZKÖRPERTRAINING BEIM WALKEN

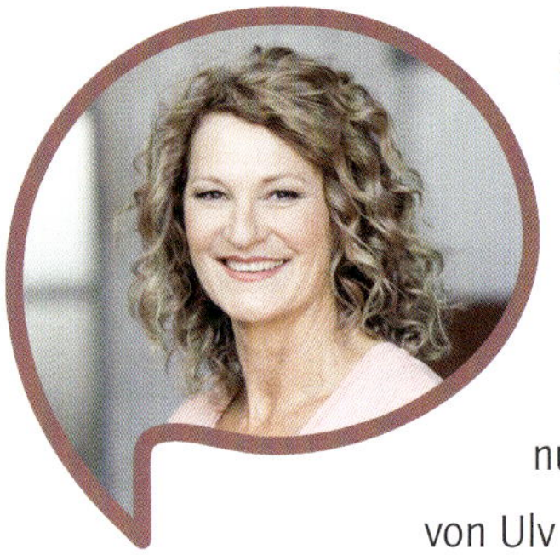

Wenn du nun weißt, welche Seite für deinen Hund die Richtige ist, können wir uns wieder auf uns konzentrieren. Als Neueinsteiger eignet sich das normale Walken ohne Stöcke am besten. Richtiges Walken muss nämlich erst einmal gelernt sein. Die Schritte sollten nicht zu groß sein. Erhöhe einfach die Schrittfrequenz, mehr Schritte in einer Minute als beim normalen Spazierengehen und schon wirst du schneller. Die von Ulv benannte 180°-Drehung passt am Anfang wunderbar ins Walking-Training. Zu Beginn sollte die Strecke sowieso noch nicht so lang sein und abwechslungsreich ist es auch. Wie das im Detail aussehen soll, erfährst du von Ulv.

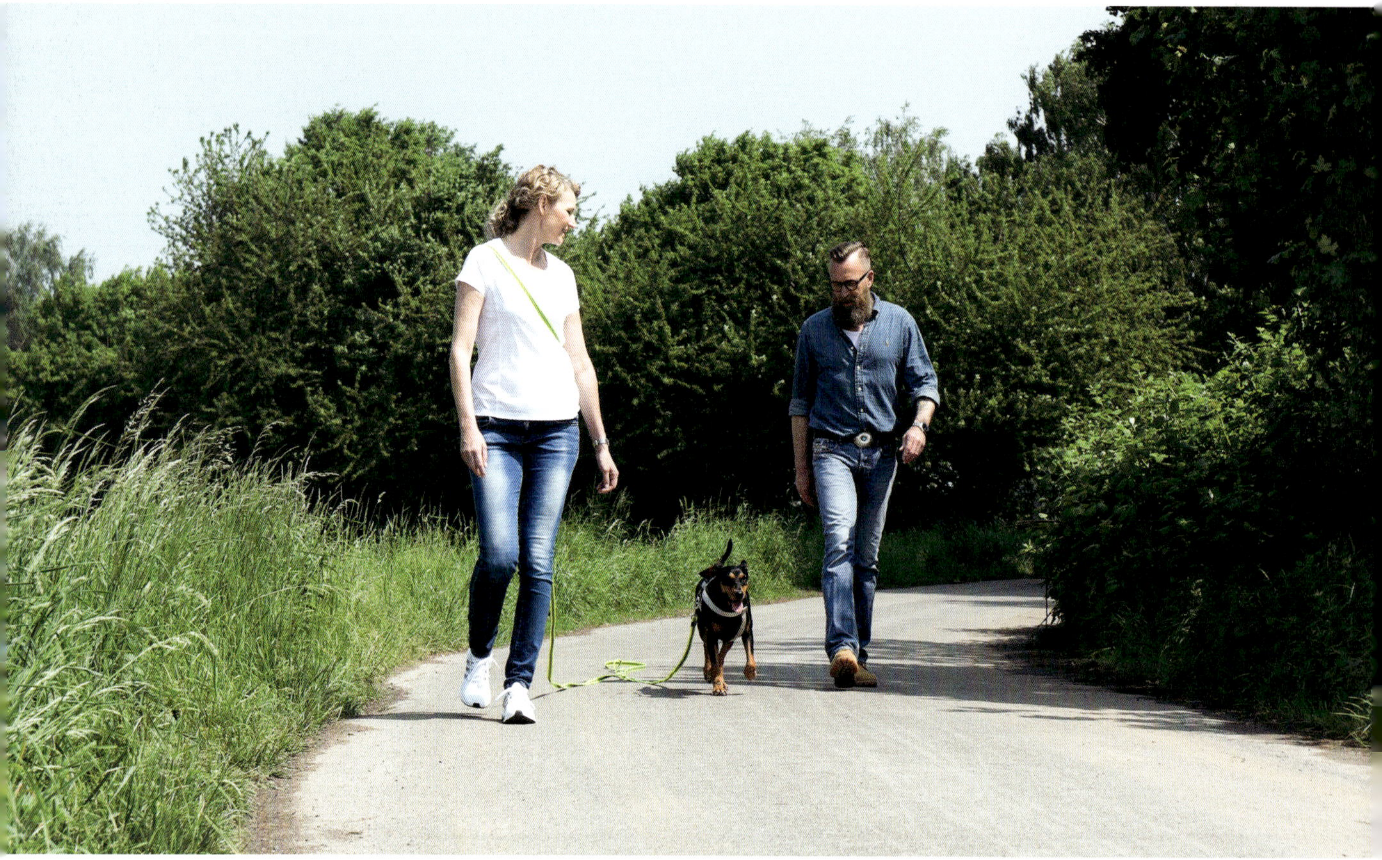

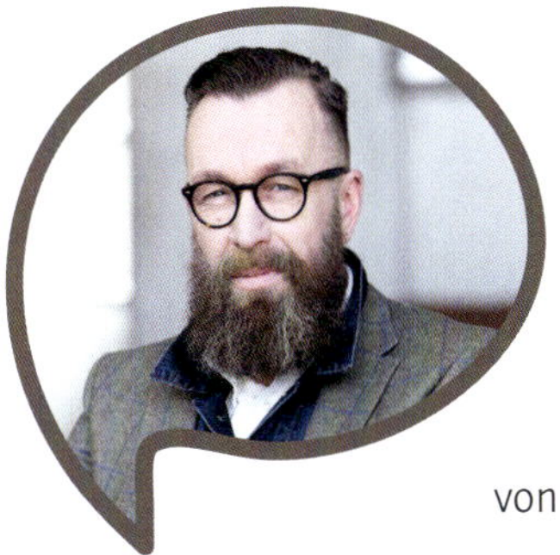

Die Spiele können beginnen! (erste Phase)

Als passendes Spielfeld suchen wir uns einen ruhigen Feld- bzw. Waldweg aus. Gerade, wenn ich selbst am Anfang noch unsicher bin, ist es von Vorteil, ohne Publikum zu arbeiten. Für unsere Darstellung benötigen wir eine ca. 7 m lange Umhängeschleppleine (siehe Abb.). Die Umhängeleine verhindert ein ungewolltes Tauschen der Leine unsererseits bei einem Seitenwechsel des Hundes. Der Hund darf sehr wohl die Seite wechseln, es darf nur unser Versprechen nicht beeinflussen. Stelle bei eigenem Stillstand immer zuerst einen Fuß auf die Schleppleine (s. Abb.). Halte diese Vorlage bitte auch in Zukunft als grundsätzlichen Standard ein. „Menschen, die stehen bleiben, stellen sich auf Schleppleinen." So sind sie halt.

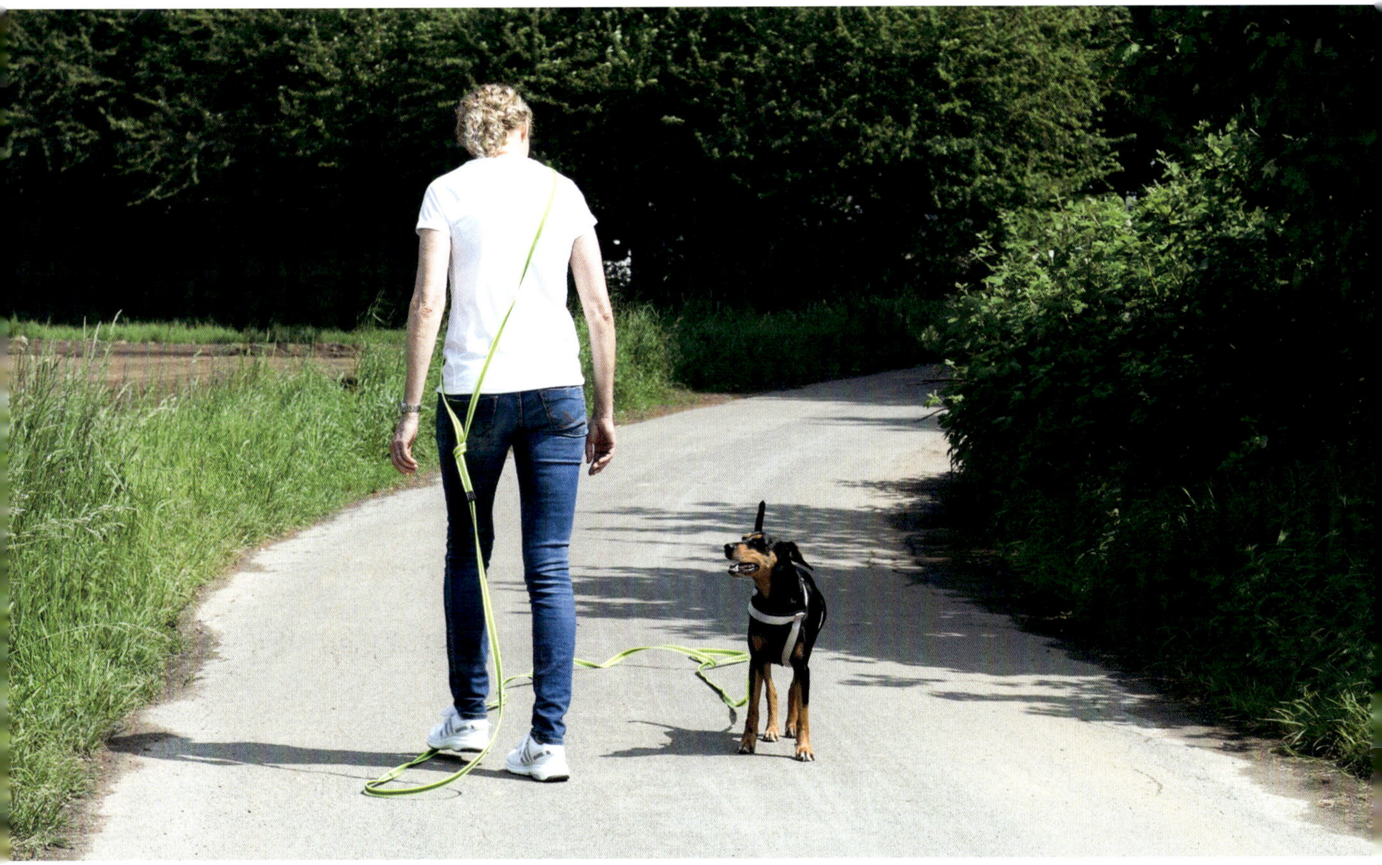

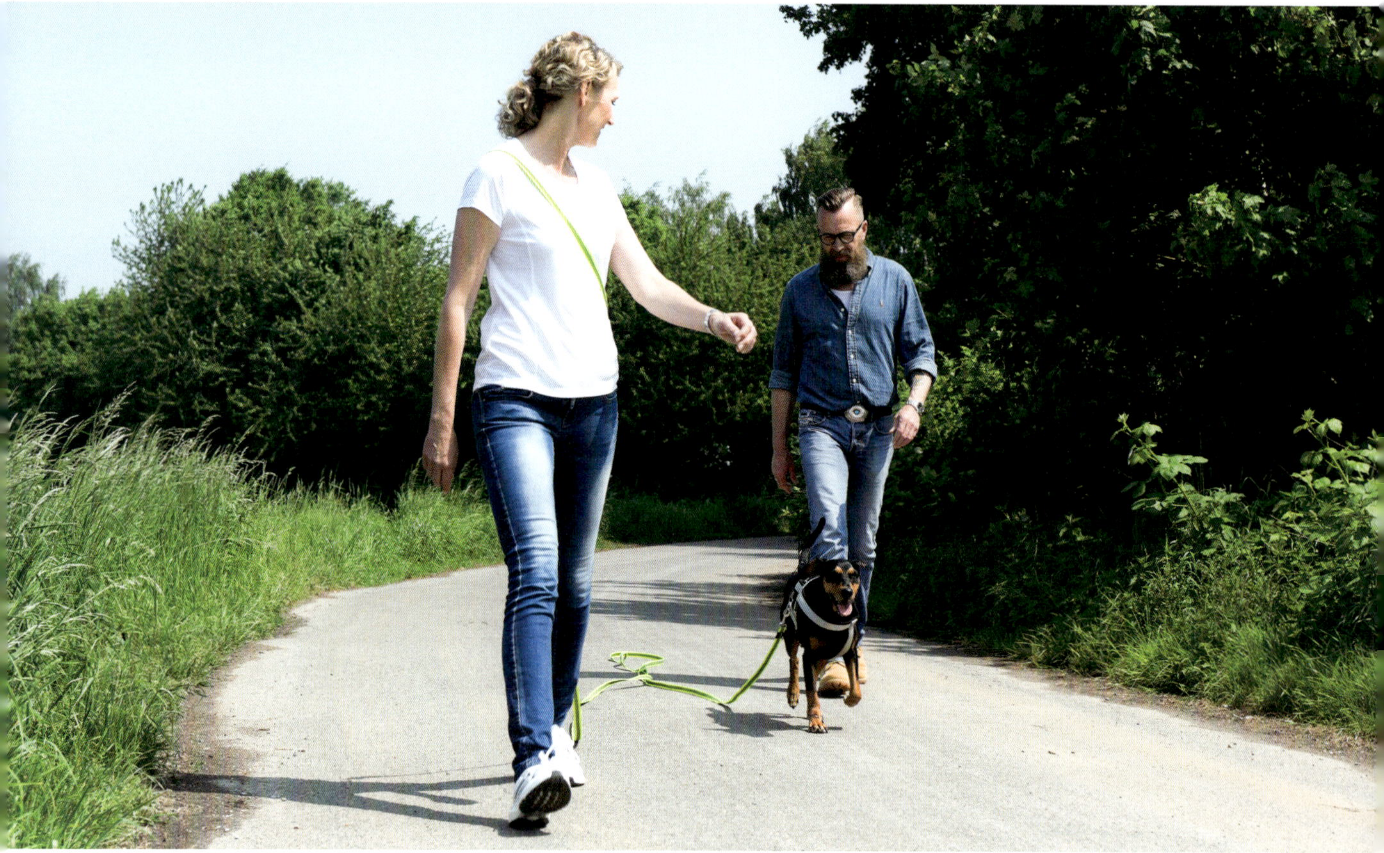

Wenn du diesen Standard generell auf deinen Stillstand beziehst, kann dein Hund darin keine Begrenzung vermuten. Im Gegenteil, er wird diese wiederkehrende Konstante in Stresssituationen als Sicherheit betrachten.

Denke noch einmal an die Zielsetzung „Begleitung". Der Hund ist ja, wie wissenschaftlich bereits bewiesen, ein Wesen der Notwendigkeit. Er wird sich immer dann auf dich konzentrieren, wenn es einen Grund für ihn gibt. Dann wollen wir ihm mal einen Grund geben. Wir nehmen jetzt einfach einen Rollentausch vor. Warst du bisher derjenige, der ständig auf seinen vierbeinigen Freund aufpassen musste, drehen wir den Spieß einfach um. Bei jeder sich anbietenden Gelegenheit hauen wir ab.

Das Ganze aktivieren wir mit einem sehr leisen Klopfen auf unseren dem Hund abgewandten Oberschenkel. Wir verstecken das Signal. Dieses Signal ist nicht als Aufforderung zu verstehen. Es kündigt UNSER Verhalten an. Mit diesem Klopfen gehen wir plötzlich los.

Wenn wir es in den ersten Trainingseinheiten noch mit einem „Walken" versuchen, unseren lästigen Verfolger abzuschütteln, steigert sich unser Fluchttempo im Laufe der ersten Trainingswoche bis zu einem leichten Spurt. Gelingt es deinem Wärter, dich einzuholen, reduzierst du schlagartig dein Tempo und heuchelst Unschuld. Selbstverständlich ist das nur Fassade. Sucht dein Gegenüber Blickkontakt, lächle ihn an. Teile ihm mit, wie großartig du seine aufmerksame Art findest, um den Geschmeichelten im nächsten Moment wieder eiskalt abzuhängen.

Umkehrpsychologie: Darin verbirgt sich der Schlüssel deines Erfolgs. Umso mehr du dir nun wünschst, dass dein Hund dich überholt, um ihn erneut durch eine 180°-Blitzkehre einsam zurückzulassen, umso schwieriger wird es für ihn sein, seine Konzentration auf dich zu unterbrechen. Schon nach wenigen Minuten wird er, einzig und allein der Effizienz geschuldet, neben bzw. hinter dir laufen. Da hat er dich am besten im Blick.

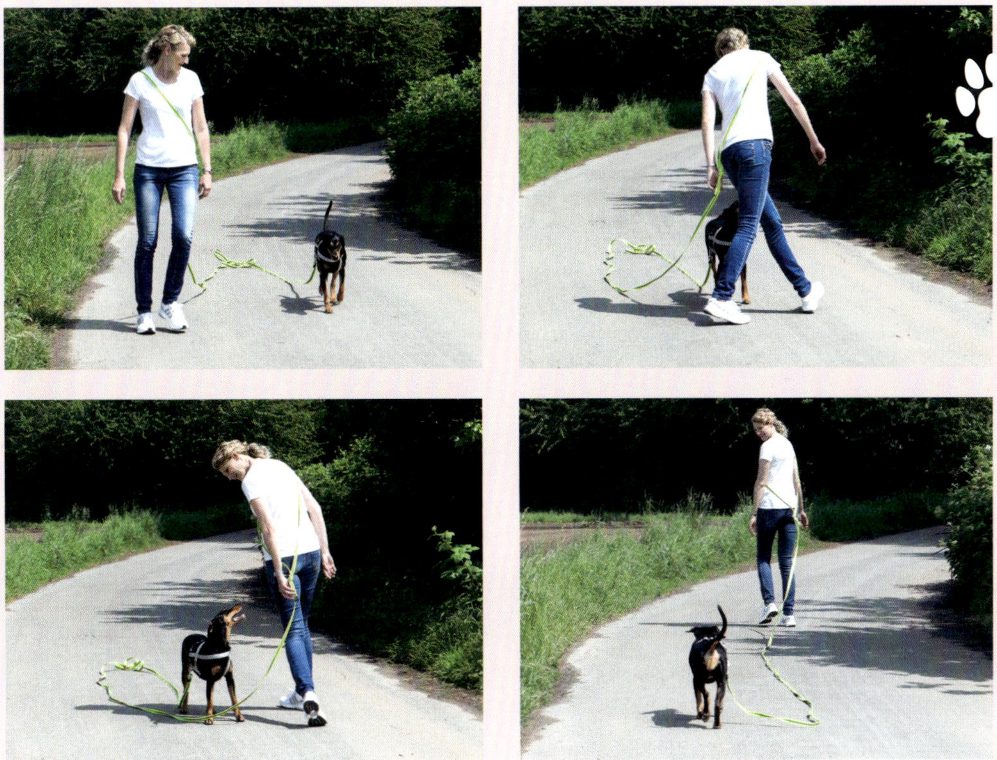

Was für eine brillante eigene Entscheidung! Es ist halt verdammt anstrengend, mit jemandem unterwegs zu sein, der ohne ein erkennbares Muster permanent und unberechenbar das Weite sucht. Aber wem erzähle ich das.

Entscheidend bei all dem ist, dass du gar nicht erklären musst, warum du dich neuerdings so verhältst, sondern nur beweisen musst, dass es so bleibt.

In der Anfangsphase wird der irritierte Hund noch versuchen, dich mit allen ihm zur Verfügung stehenden Beeinflussungstechniken davon zu überzeugen, wie unsinnig und sinnlos dein Unterfangen ist. Nachvollziehbar. Dennoch erkennt er auch schnell die neue Möglichkeit, durch diese eigene Bemühung Anerkennung zu erfahren.

„Anerkennung ist wie eine Droge,
die schon beim ersten Kontakt süchtig macht."

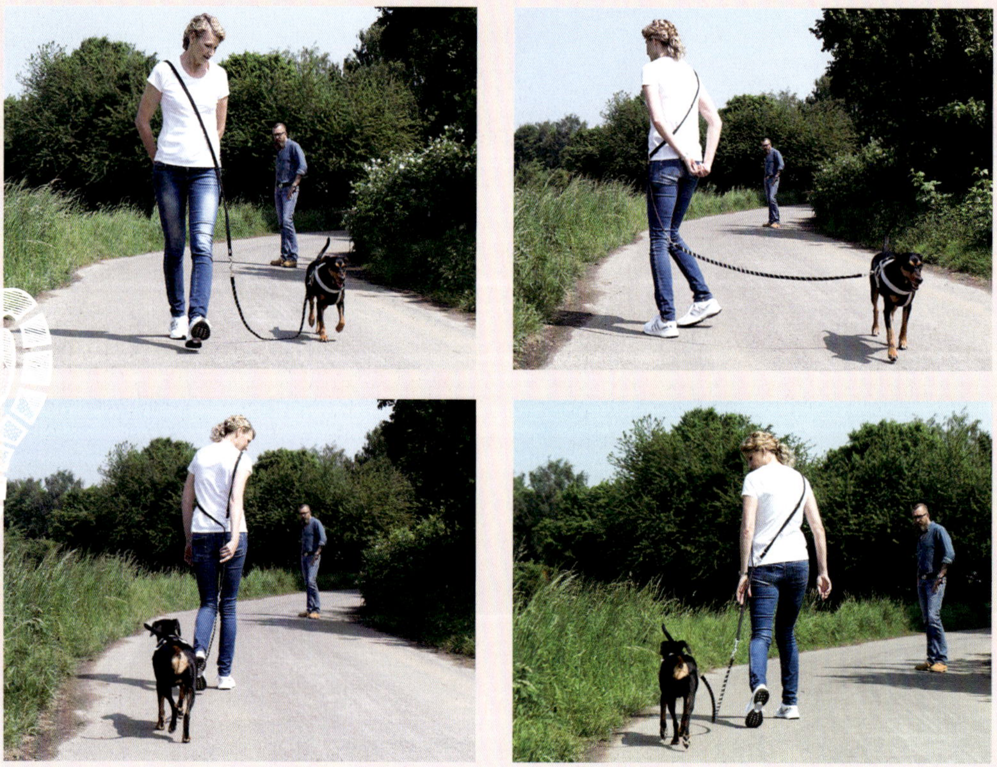

Es sollte für dich zur Selbstverständlichkeit werden, jeden selbstständigen Blickkontakt deines haarigen Freundes mit Anerkennung zu bestätigen. Sage es ihm in den Worten, die du selbst gerne hören würdest. Verstelle nicht die Klangfarbe deiner Stimme. Vermeide Worte wie: „Fein", „Brav" oder: „Prima". Die Verwendung dieser Begriffe macht sofort deutlich, wie reduziert du dein Gegenüber einschätzt.

Denn allein die Vorstellung, man würde dich für eine gute Leistung mit „fein gemacht" belohnen, würde umgehend die Frage bei dir aufwerfen, wie ernst der „Lobende" dich wohl nimmt. Weitaus drastischer, als die Tatsache, dass der Lobende dich reduziert einstuft, ist die daraus zwangsläufige Folge: Er wird auch unbemerkt ausschließlich infantile Erwartungen an dich richten.

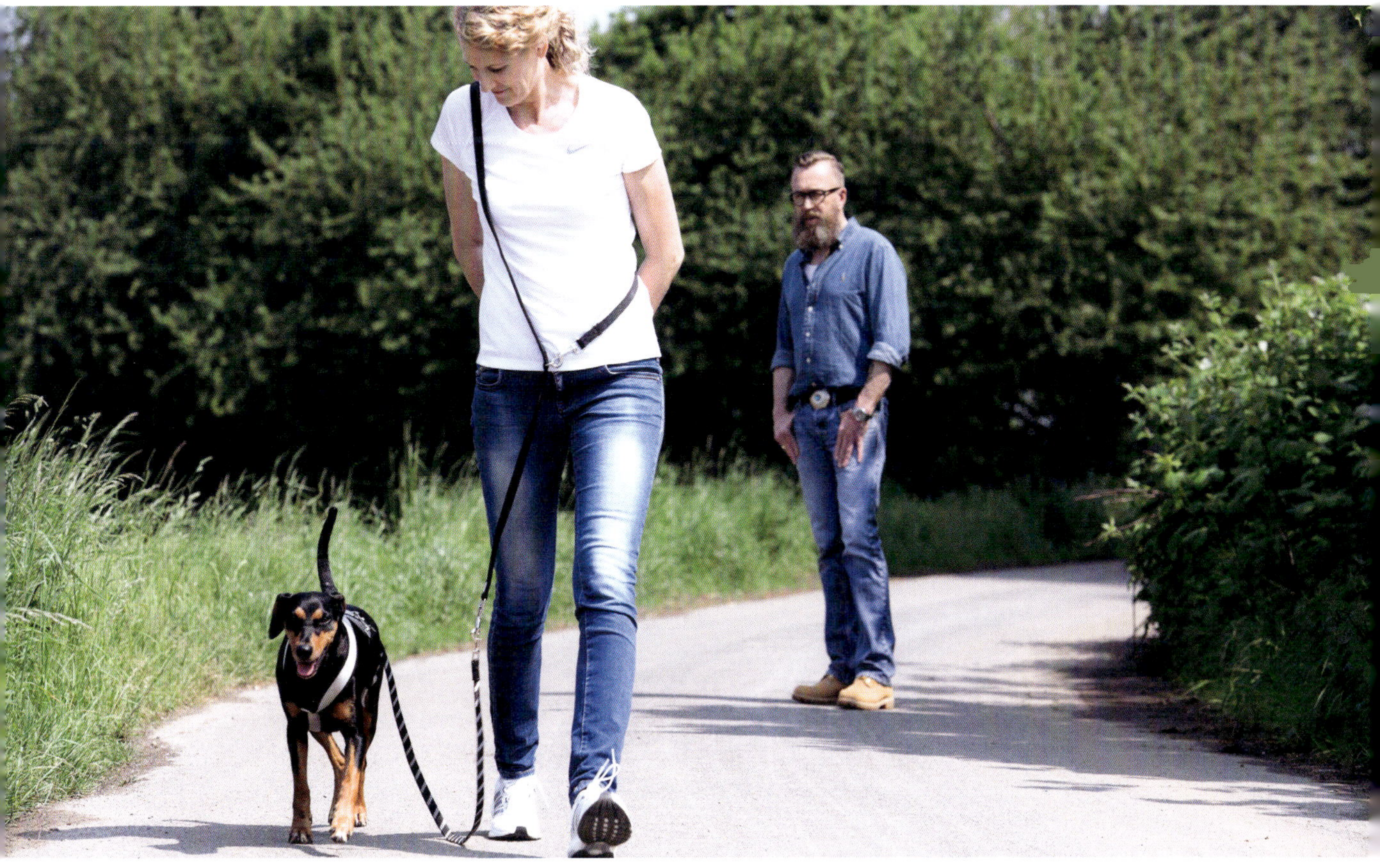

Die hieraus resultierende, mehr als mangelhafte Vorbereitung auf den realen Alltag ist schon die Garantie für zwangsläufige und zum Teil lebensgefährliche Konflikte.

Je früher es dir gelingt, deinen hündischen Sportsfreund in seinen Bedürfnissen als gleichwertig zu betrachten, umso früher wird dir auch der Erfolg deines neuen Vorgehens selbstverständlich erscheinen.

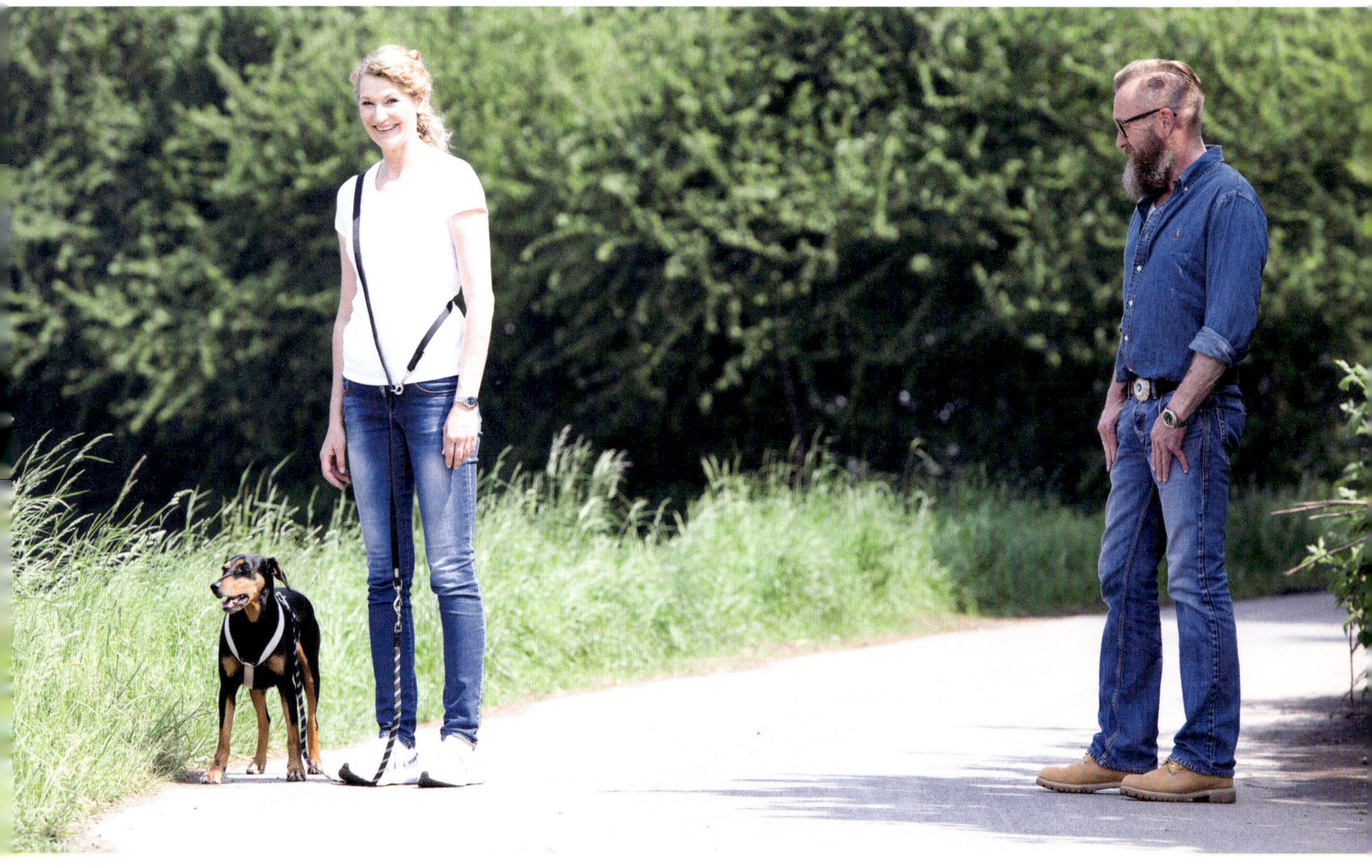

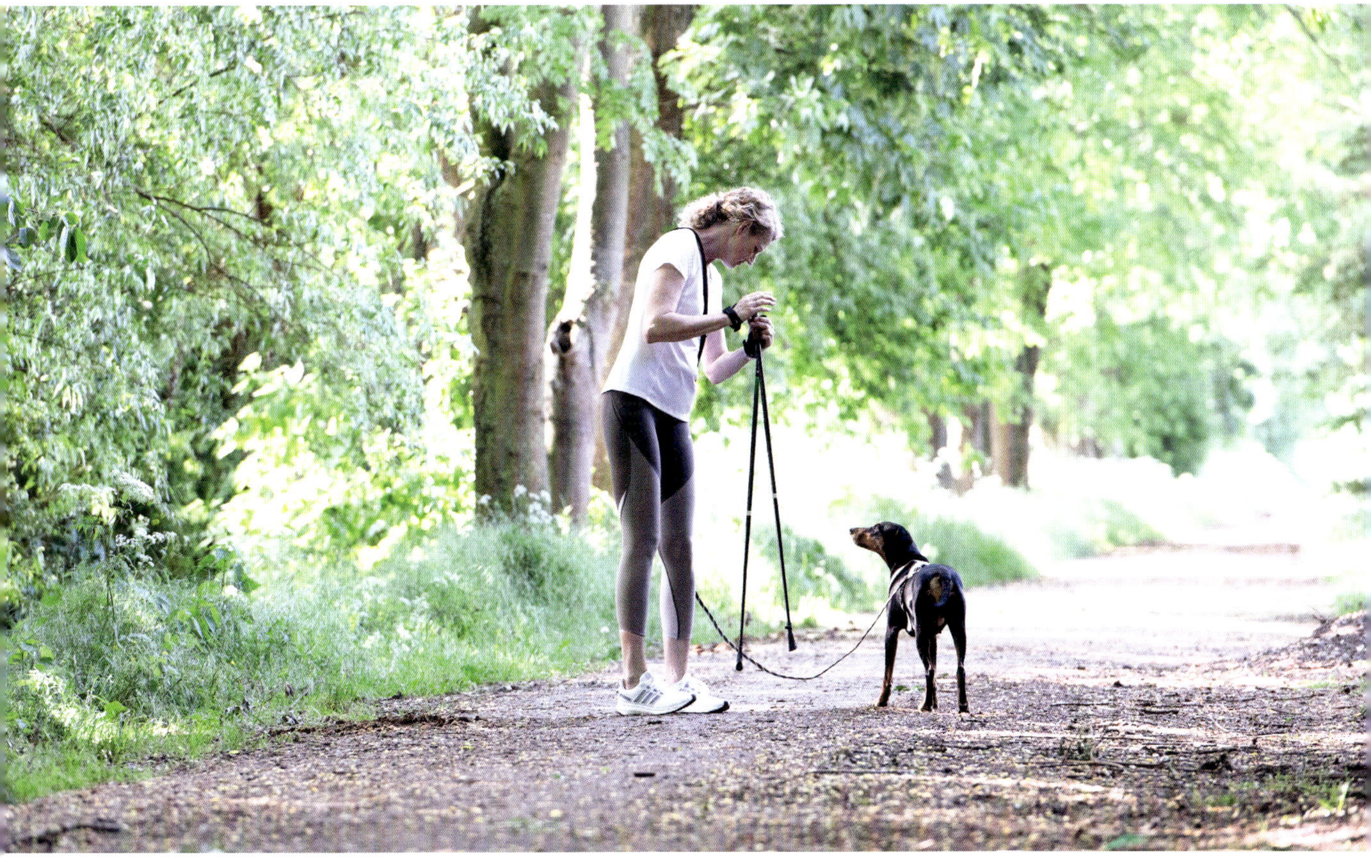

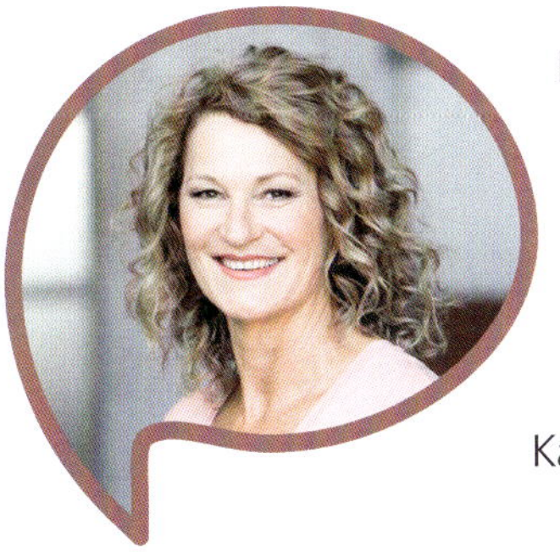

Klappt es mit deinem Hund schon besser und läuft er schon mühelos neben dir her, dann kannst du dir ein paar Walking-Stöcke besorgen. Auch hier würde ich mich gut beraten lassen, da z. B. die Länge auf deine Körpergröße abgestimmt sein muss. Ein paar Tipps, worauf du beim Walken mit oder ohne Stöcke achten musst, findest du unten im Kasten. Empfehlungen zu mehr Information findest du ebenfalls dort.

„Und los geht´s."

WALKEN SCHONT DIE GELENKE

Die richtige Belastung zählt!

- Du solltest mindestens zweimal pro Woche 30 Minuten walken. Dies wird schon einen spürbaren Effekt bewirken.

Die Blickrichtung ist wichtig!

- Dein Blick sollte nach vorne gerichtet sein. So ist deine Körperhaltung aufrechter.
- Mache kleine Schritte druckvoll nach vorne.
- Führe einen aktiven Armeinsatz durch.
- Bleibe immer locker und konzentriere dich nicht allzu sehr auf die Technik.

Quelle: Deutsches Institut e. V.: http://www.sport.kit.edu/walking/

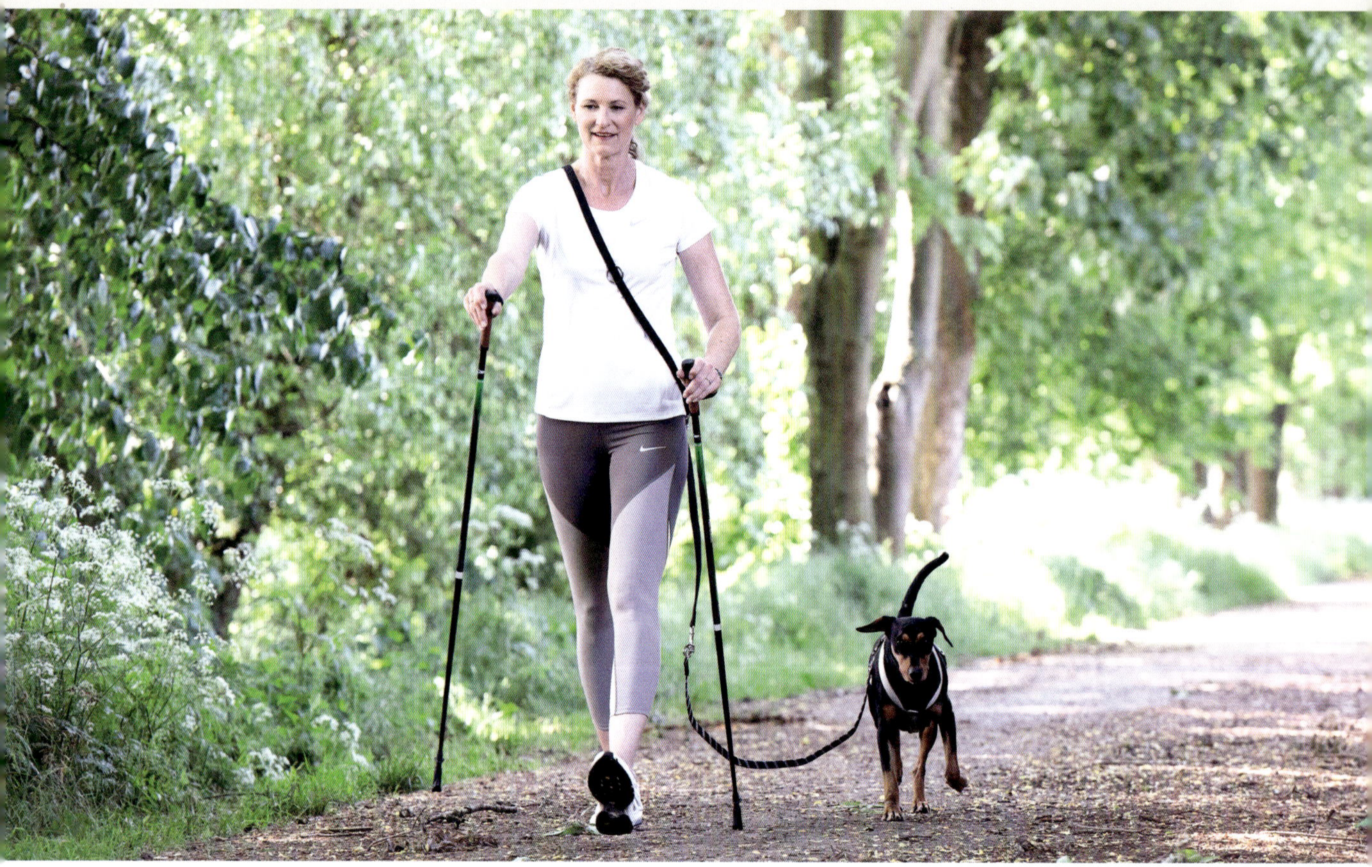

2.1.1 Ganzkörperübungsprogramm während des Walkens

Für noch mehr Abwechslung und für eine ausgeglichene Belastung des ganzen Körpers stelle ich dir nun ein paar Übungen vor, die du während des Walkens absolvieren kannst.

Die Fußgelenke trainieren

Stelle dich so hin, dass deine Füße dicht beieinanderstehen. Nun stellst du deinen rechten Fuß auf die Fußspitze. Wie beim Laufen führst du deinen linken Arm dabei nach vorne oben. Während du den rechten Fuß wieder aufsetzt, stellst du deinen linken Fuß auf die Fußspitze. Auch die Arme wechseln dabei. Danach wechselst du direkt wieder. Der Wechsel zwischen rechts und links muss ein Bewegungsablauf sein.

3 x 10 Wiederholungen pro Seite

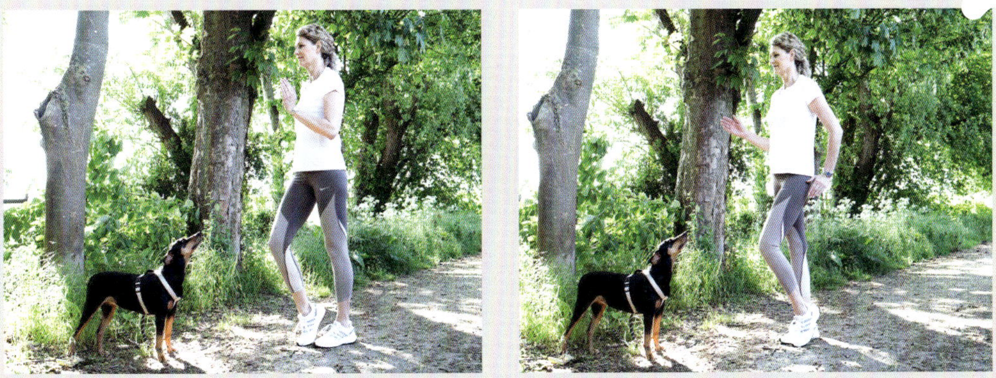

TIPP Wenn du dich dabei vorwärts bewegst, kannst du diese Übung auch während des Walkens ohne Stöcke und beim Joggen einbauen.

Aktiver Armeinsatz

Achte beim Walken sowie beim Joggen auf einen aktiven, fast schon übertriebenen Armeinsatz. Der Winkel zwischen Unterarm und Oberarm sollte ca. 90° ergeben. Das trainiert nicht nur die Arme, sondern fördert die Balance und man verbraucht mit einem ordentlichen Armschwung weniger Energie, um voranzukommen. Zur Verstärkung dieser und nachfolgender Übungen kannst du noch Gewichtsmanschetten an Hand- oder Fußgelenken hinzunehmen.

3 x 10-20 Wiederholungen pro Seite

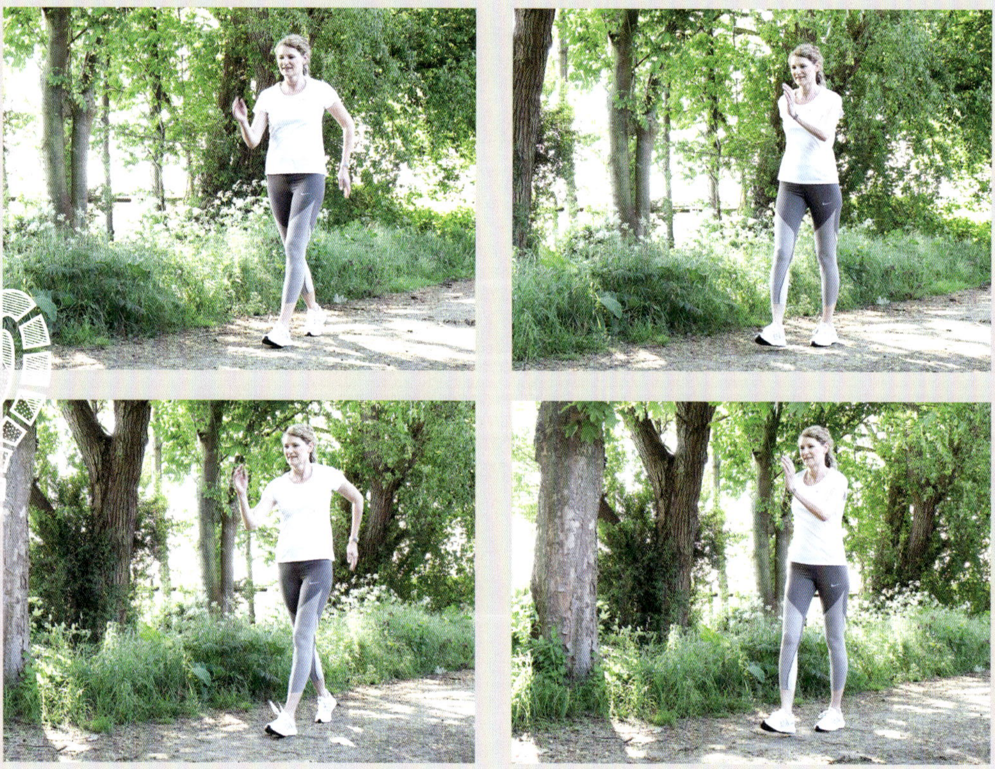

Training der Quermuskulatur

Führe deinen rechten Ellbogen zum linken Knie, indem du dein linkes Knie anhebst und du dich mit dem Oberkörper und deinem Ellbogen etwas zum Knie beugst.

3 x 10 Wiederholungen pro Seite

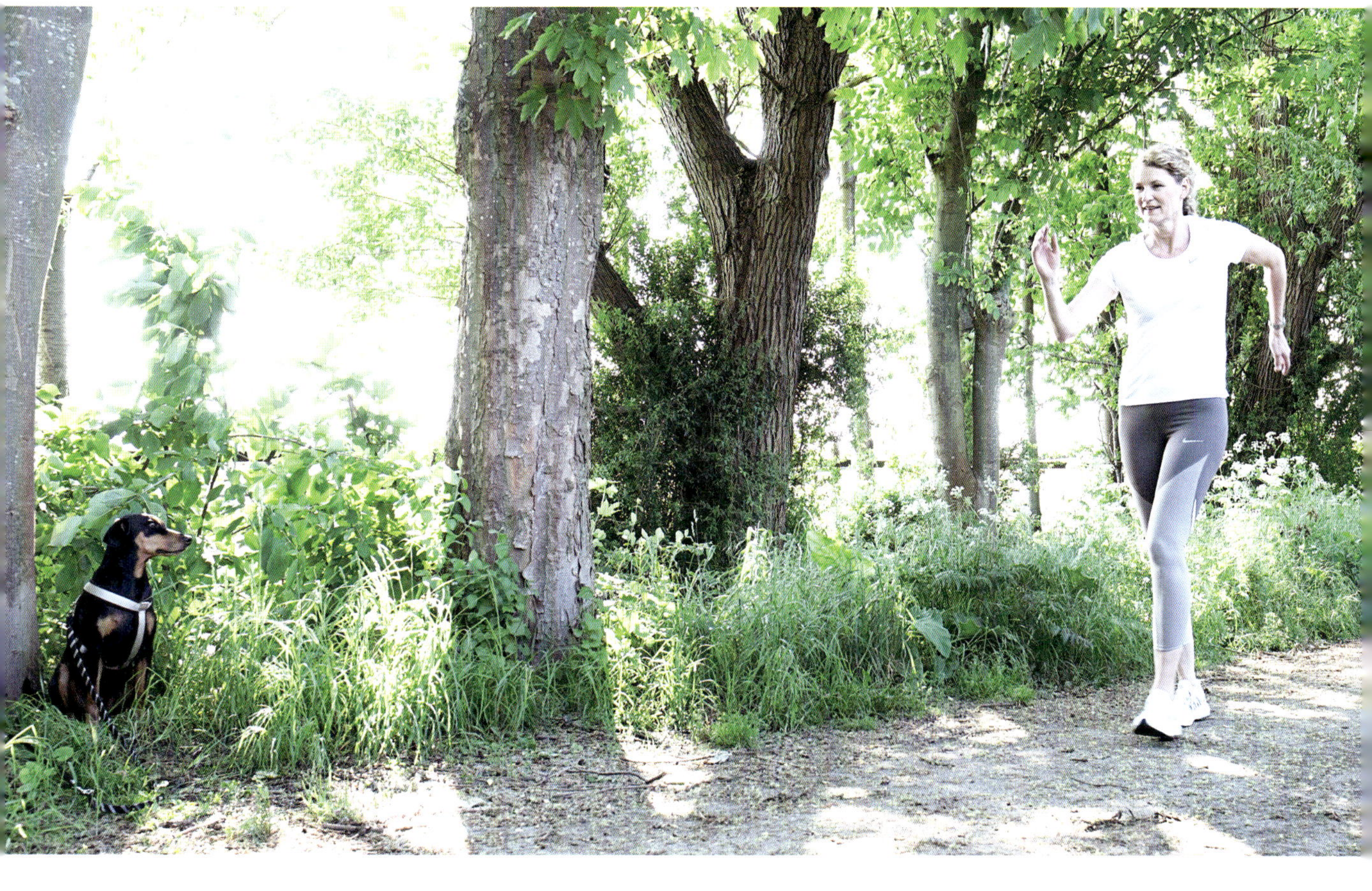

Die Arme gegeneinander schwingen

Halte deine Arme gestreckt über den Kopf. Nun lässt du den linken Arm nach hinten und den rechten Arm nach vorne an der Seite herunterfallen und nutzt den Schwung, um sie wieder über dem Kopf zusammenzuführen. Danach lässt du sie wieder fallen usw.

3 x 10 Wiederholungen pro Seite

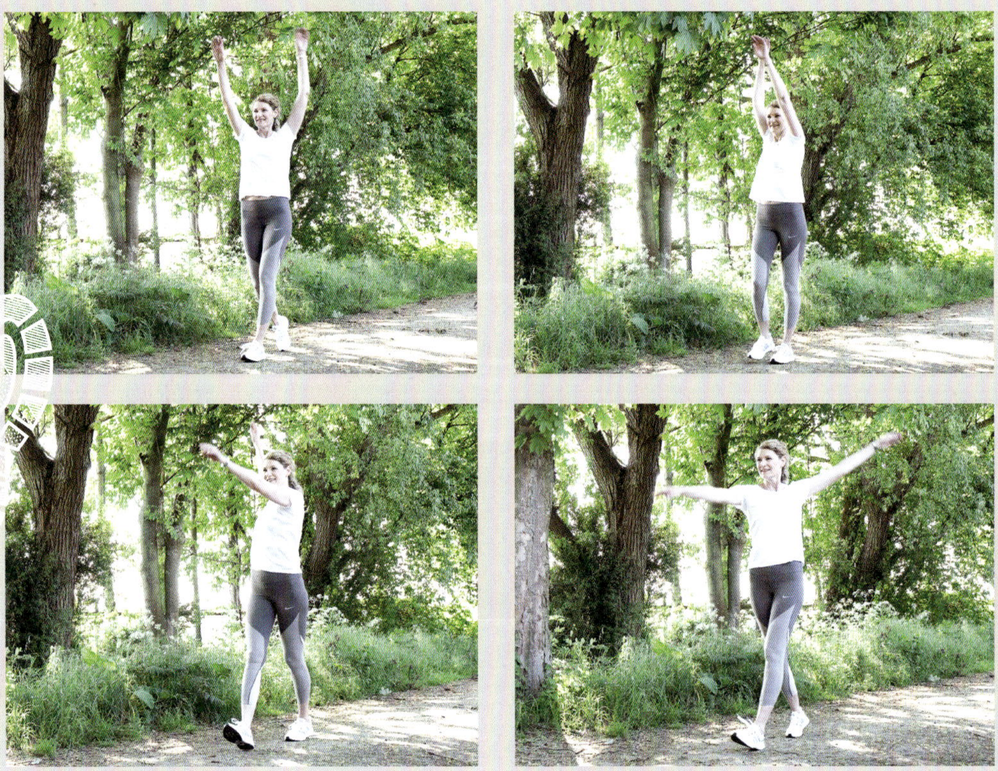

Armkreisen

Während des Walkens oder Joggens führst du deinen rechten Arm in kreisenden Bewegungen an der Seite vorbei. Nach mehreren Wiederholungen wechselst du die Seite.

3 x 10 Wiederholungen pro Seite

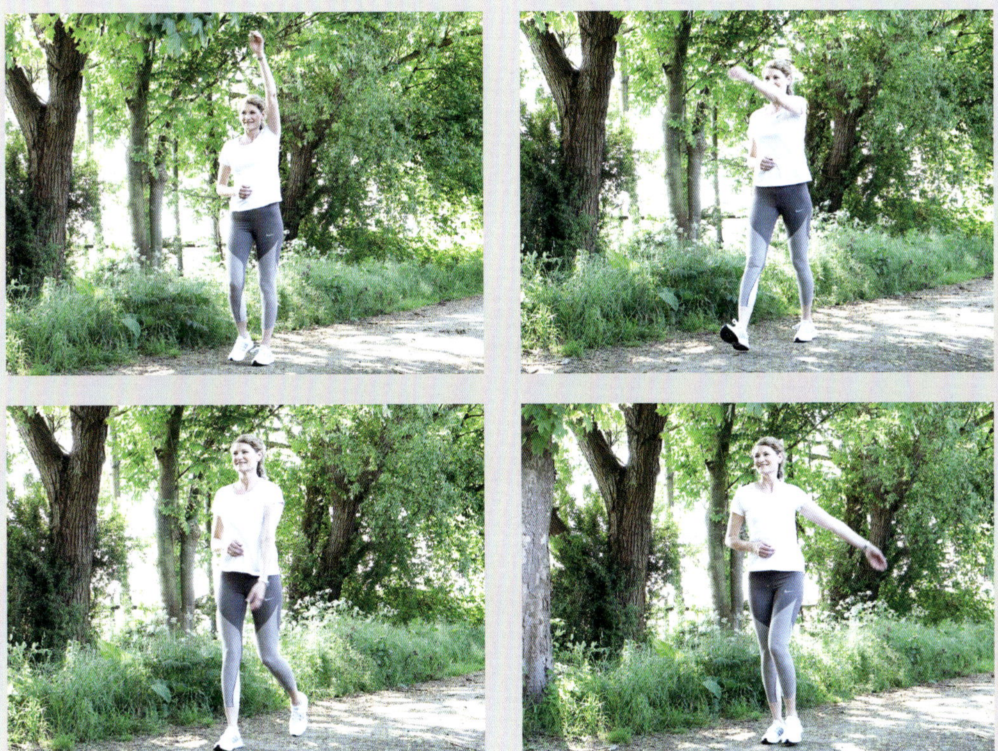

Hoher Beinschwinger beim Walken

Du schwingst dein rechtes Bein angewinkelt nach oben und ziehst es wieder aktiv im gestreckten Zustand zum Boden. In dem Moment, wo der Fuß wieder den Boden berührt, schwingst du direkt dein linkes Bein nach oben und führst mit diesem Bein denselben Bewegungsablauf aus wie mit dem rechten Bein. Der Wechsel sollte ohne Pause ausgeführt werden.

3 x 5 Wiederholungen pro Seite

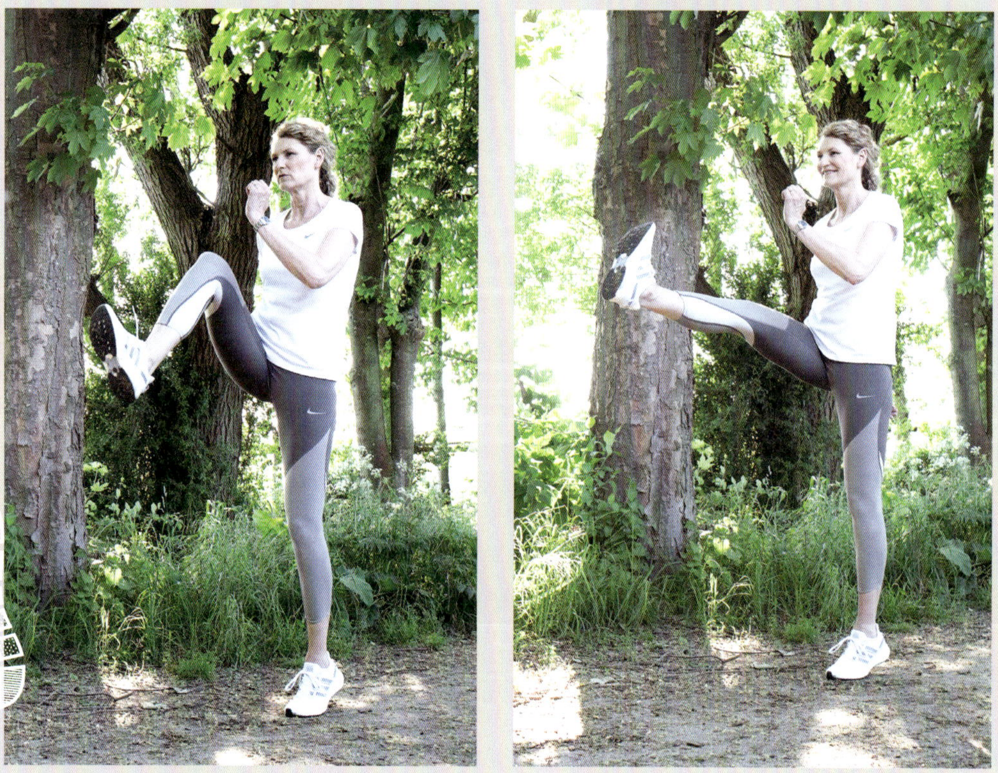

2.2 DA LÄUFT NOCH MEHR - AKTIVES JOGGEN

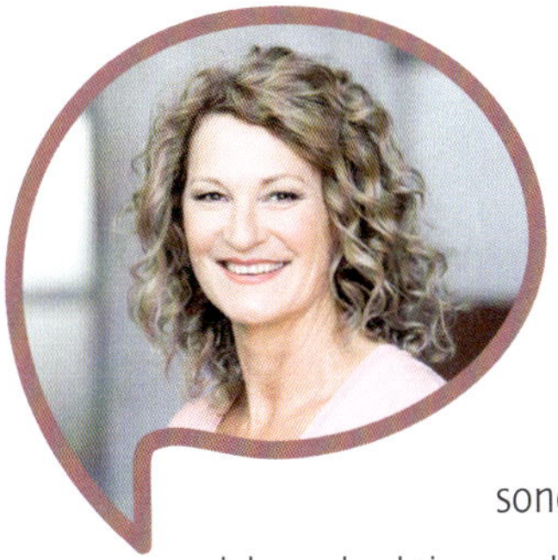

Wenn es dir mit dem Walken zu langsam geht, dann kannst du das Tempo auch etwas erhöhen und zum Joggen übergehen. Aber auch hier gilt, Laufen muss gelernt sein.

Viele, die mit dem Laufen beginnen, machen den Fehler, mit einem viel zu schnellen Tempo unterwegs zu sein. Man ist nicht nur schnell aus der Puste, sondern verliert durch die Überbelastung auch schnell die Lust am Joggen. Als ich noch aktiv war, habe ich oft versucht, mich vor dem Laufen zu drücken. Alle in der Trainingsgruppe waren schneller als ich und es fiel mir sehr schwer, da mitzuhalten. So bildete ich oft beim sonntäglichen Waldlauftraining die letzte Gruppe und lief immer irgendwie hinterher.

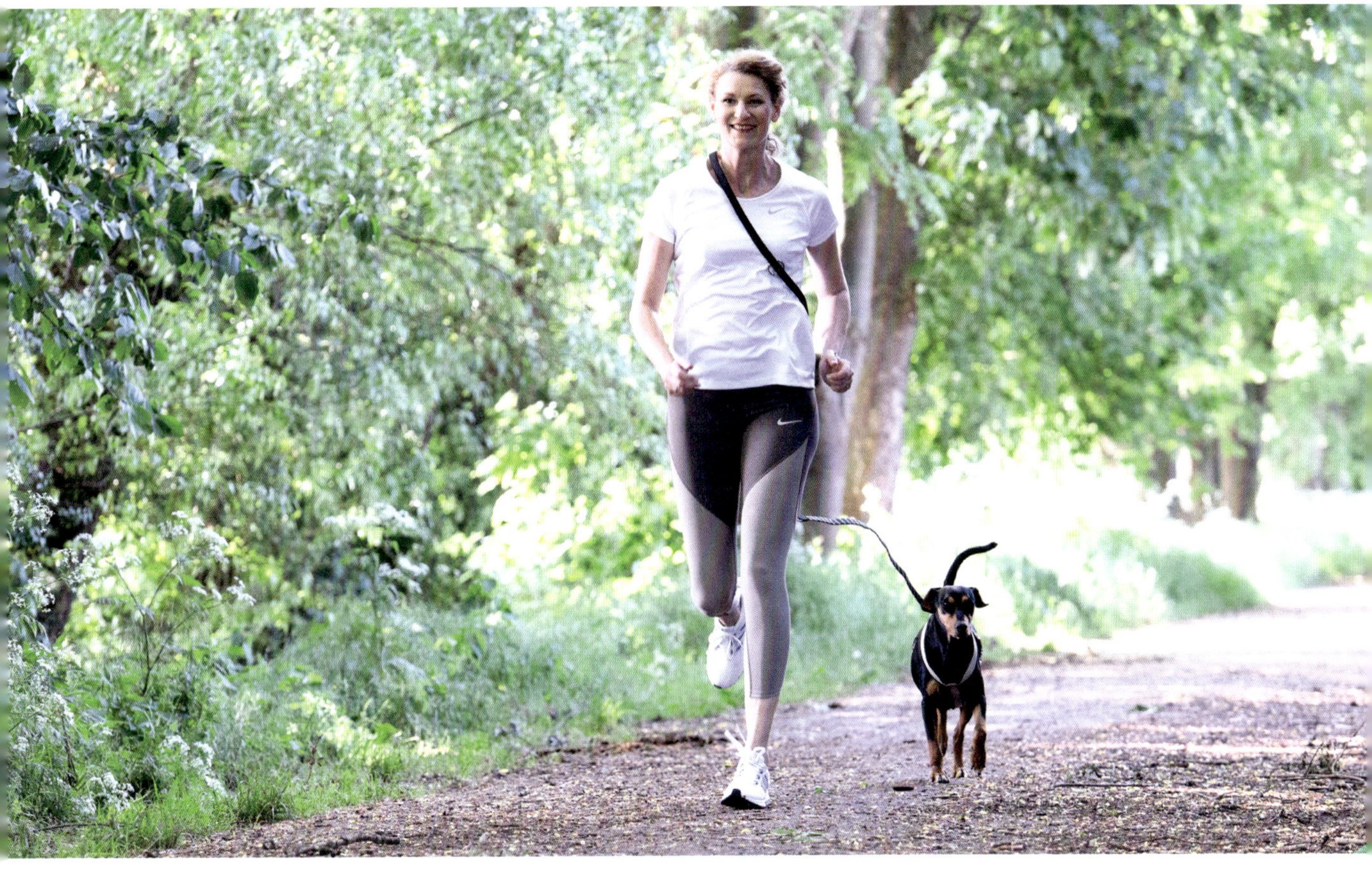

Mit Spaß hatte das nichts zu tun. Trotzdem versuchte ich es immer wieder, weil es so schön praktisch war. Man hat ja fast überall die Möglichkeit zu laufen. Meist blieb es aber bei 1-2 Versuchen. Auch lief ich immer viel zu schnell los und hatte mir viel zu viel vorgenommen. Ich hatte überhaupt kein Gefühl für das richtige Lauftempo.

Bis ich mir eine Pulsuhr zulegte. Mit ihr konnte ich meine Belastungsgrenze nach Alter, Gewicht und Fitnesszustand genau festlegen. Die Uhr zeigte mir sofort an, wenn ich zu schnell unterwegs war. Ich musste feststellen, dass das ganz schön langsam ist.

Auch wenn mich zu Beginn so mancher Walker locker überholte, blieb ich bei meinem Tempo und konnte so viel länger laufen, ohne am Ende zusammenzubrechen. Für das nächste Lauftraining war ich viel motivierter. Mit der Zeit konnte ich das Tempo erhöhen oder die Strecke verlängern. Das Tempo ist genau richtig, wenn man sich, ohne aus der Puste zu kommen, locker unterhalten kann und man das Gefühl hat, dass man in seinem Tempo unendlich weit laufen kann.

MERKLISTE

- Achte darauf, dass du die richtigen Laufschuhe und funktionale Kleidung trägst.
- **Pulsuhr:** Eine Pulsuhr ist beim Training sehr hilfreich! Durch die Kontrolle deines Pulses kannst du dein Training viel genauer an deinen Körper anpassen.
- Die richtige Lauftechnik spielt eine Rolle.
- Du solltest das Dehnen nicht vergessen! In Kap. 5.1 gebe ich Beispielübungen.
- Musik kann beim täglichen Training ein motivierender Faktor sein. Allerdings solltest du nur dort Musik auf den Ohren haben, wo du nicht auf den Straßenverkehr achten musst.
- Halte, bevor du mit dem Training startest, Rücksprache mit deinem Arzt. Dies gilt vor allem, wenn du älter als 35 Jahre bist und schon länger keinen Sport getrieben hast.

  Beispielsweise solltest du bei orthopädische Problemen, einem Herzinfarkt, Schlaganfall, Übergewicht (BMI > 30), Diabetes, langjähriger Raucher etc. ebenfalls vor dem Training deinen Arzt kontaktieren, um das Trainingspensum zu definieren. Erst wenn der Arzt grünes Licht gibt, kannst du mit dem Training beginnen.

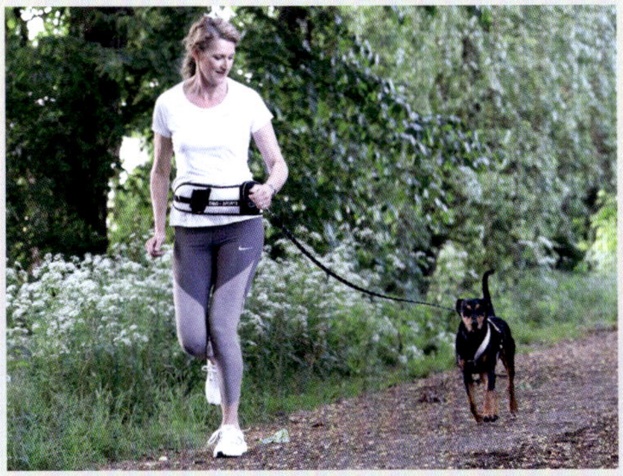 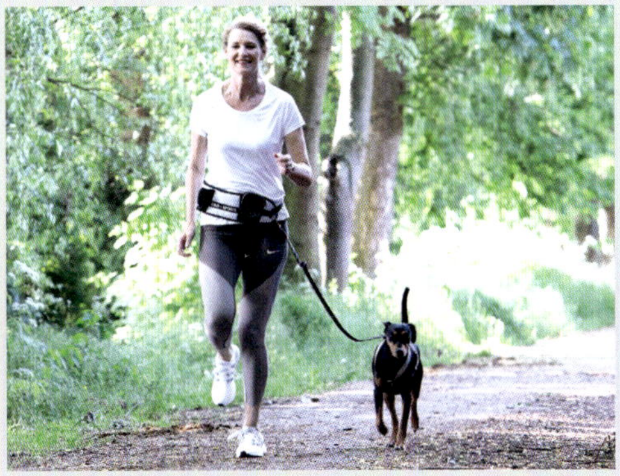

Mit Penny an meiner Seite machte es dann noch mehr Spaß. Du kannst mit deinem Hund zunächst einmal mit einer Schultergurtleine oder aber mit einer Leine um deine Hüften joggen. Hier musst du selbst schauen, was für dich und deinen Hund am besten ist.

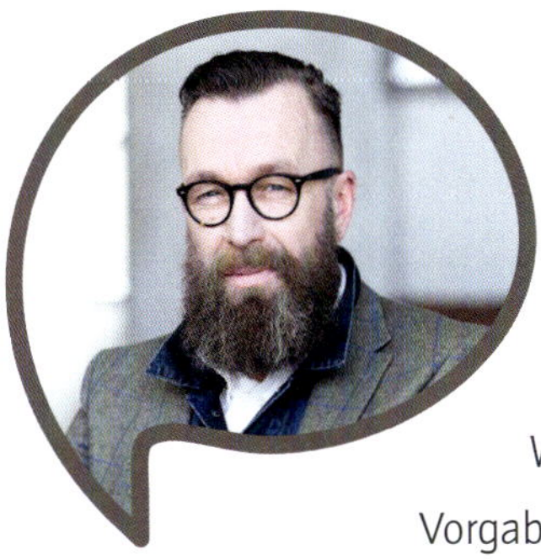

Stop and Go (Phase 2)

Auch wenn die erste Phase des Leinentrainings sehr umfangreich erscheint, ist die eigentliche Ausführung umso simpler. Das Geheimnis des Erfolgs ist, wie fast immer, nur die eigene Einstellung.

Wenn du ca. zwei Wochen mit einer gewissen Spielfreude deine neuen Vorgaben einhältst, wirst du feststellen, wie schnell und dauerhaft dein Trainingsbegleiter die Entscheidung trifft, neben bzw. hinter dir zu laufen.

Unsere erweiterte Aufgabe besteht nur noch darin, durch überraschende Beschleunigungen und spontane Bremsungen den Raum auch hinter dir unattraktiv aussehen zu lassen. Mithilfe einer weitaus kürzeren Joggingleine (Abb.) erkennt dein Hund den Bereich neben dir als effizienteste Begleitposition und das ohne jegliche Bevormundung.

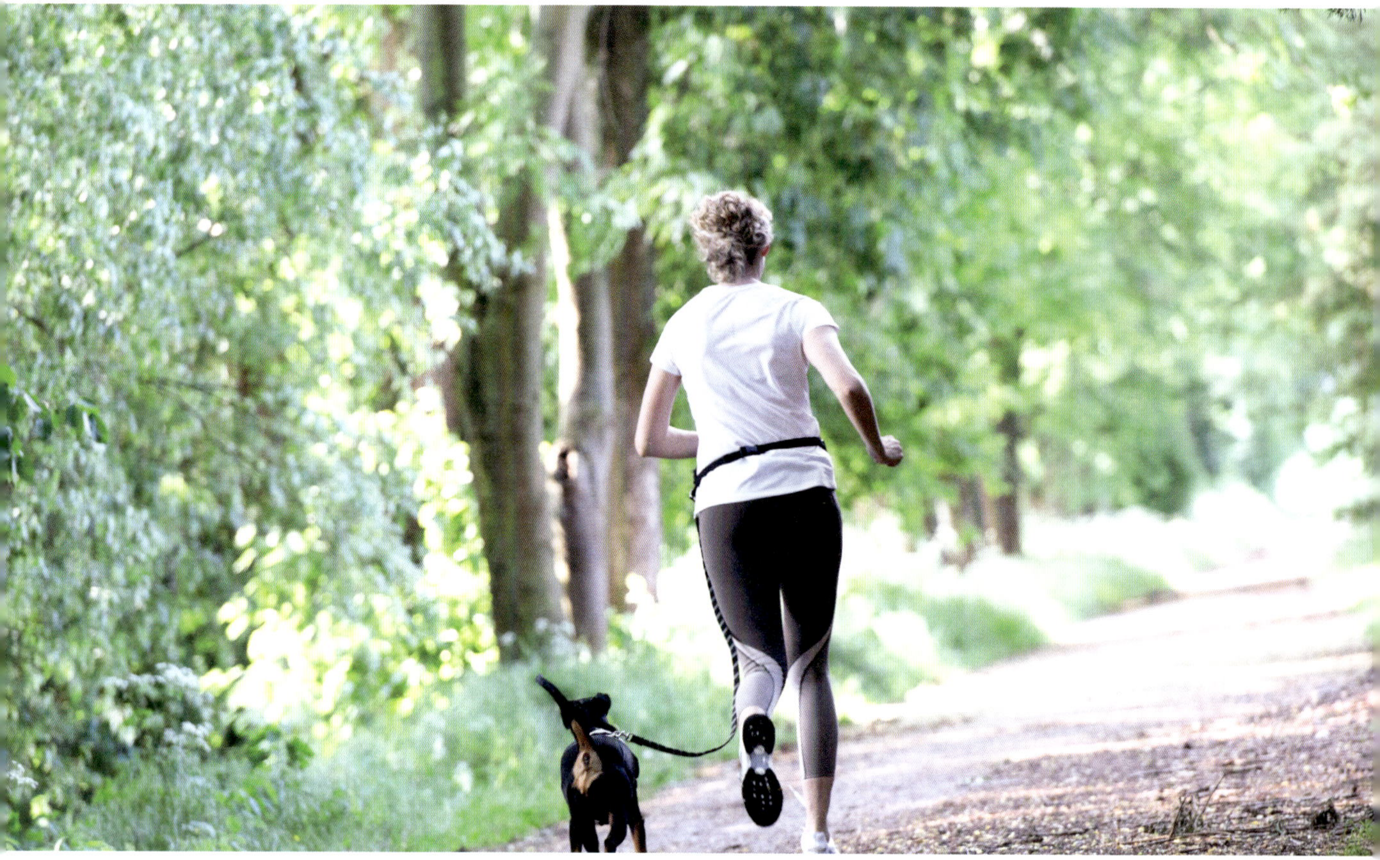

„Aus der Sicht des ‚Teambuildings'
schon mal goldmedaillenverdächtig."

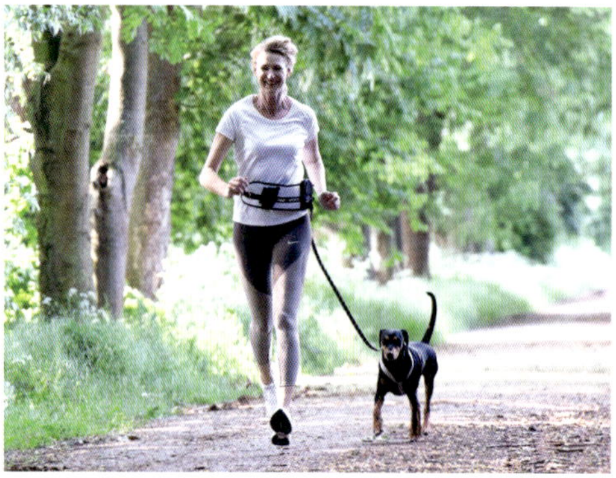

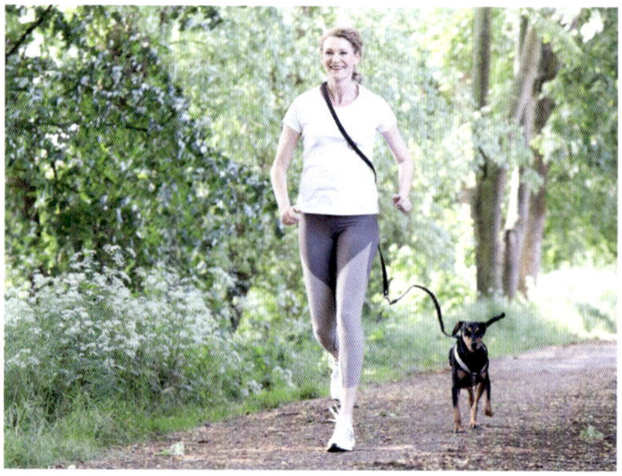

2.2.1 Beinübungen während des Joggens

Hopserlauf

Schwinge im Wechsel deine Beine angewinkelt in die Waagerechte und springe dabei ab. Mit den Armen holst du entgegengesetzt Schwung.

3 x 5 Wiederholungen pro Seite

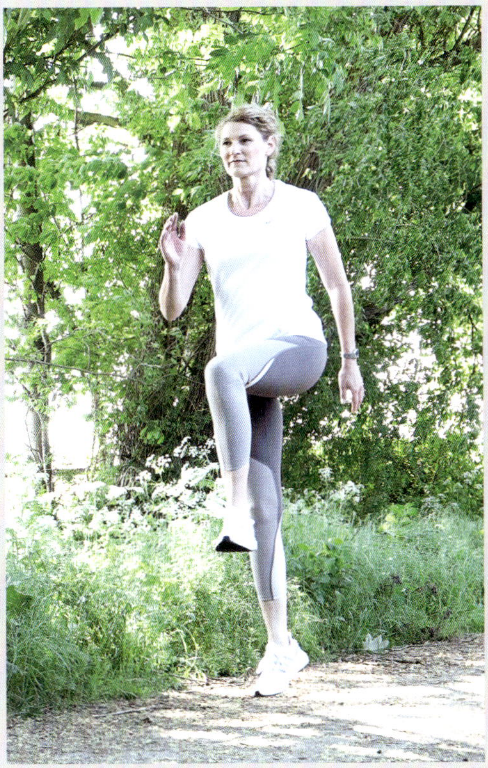

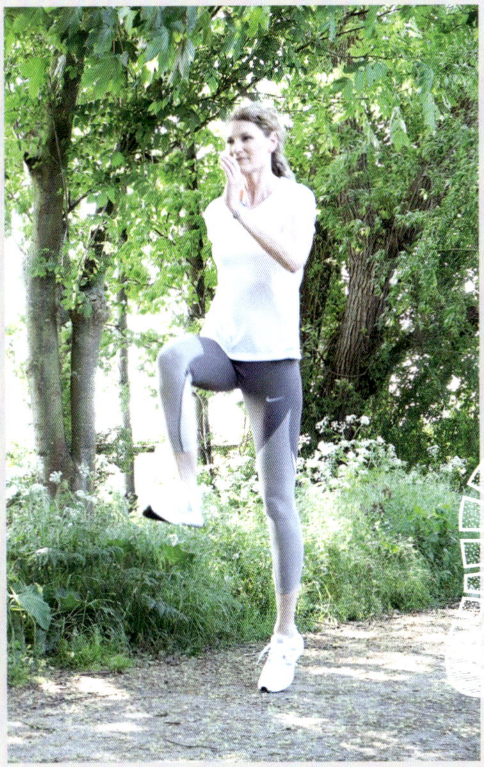

Sidesteps

Du machst einen Schritt zur Seite und drückst dich direkt mit dem anderen Bein ab, sodass du einen leichten Sprung machst. Dabei schwingst du im Rhythmus der Sprünge die Arme vor dem Körper über Kreuz und zum Schwungholen wieder auseinander. Danach wechselst du die Richtung.

3 x 10 Wiederholungen pro Seite

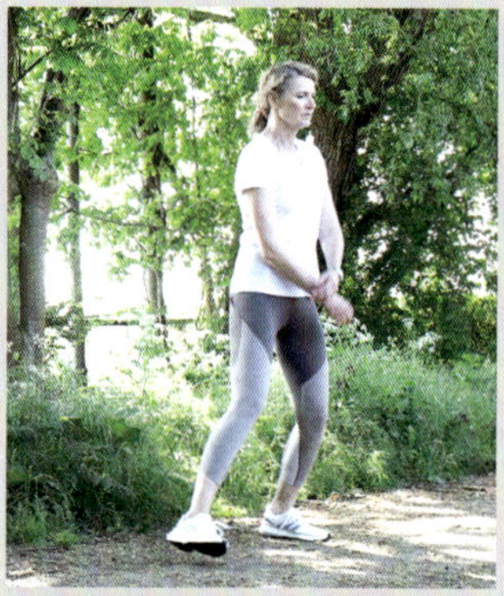
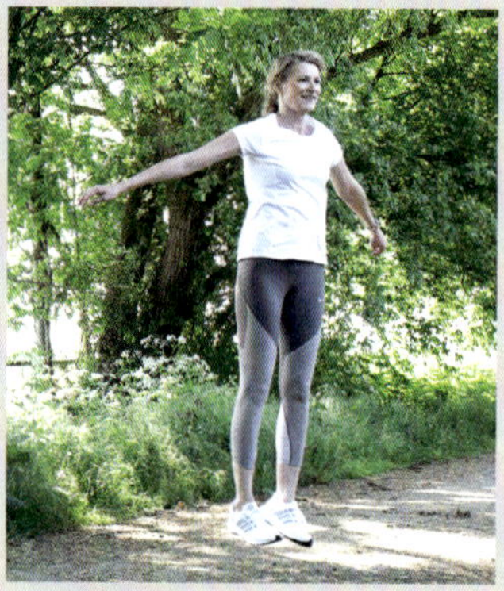
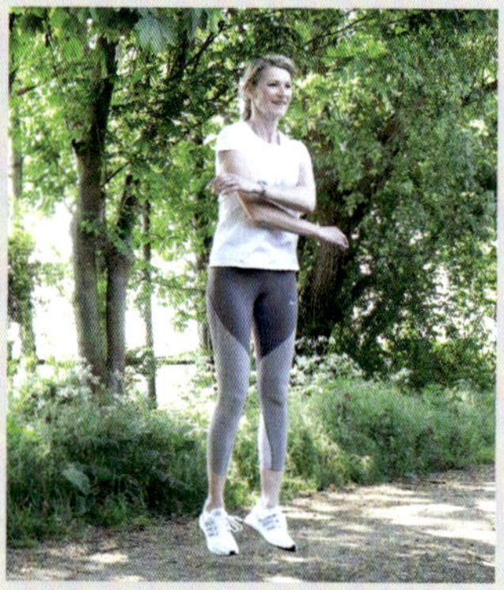
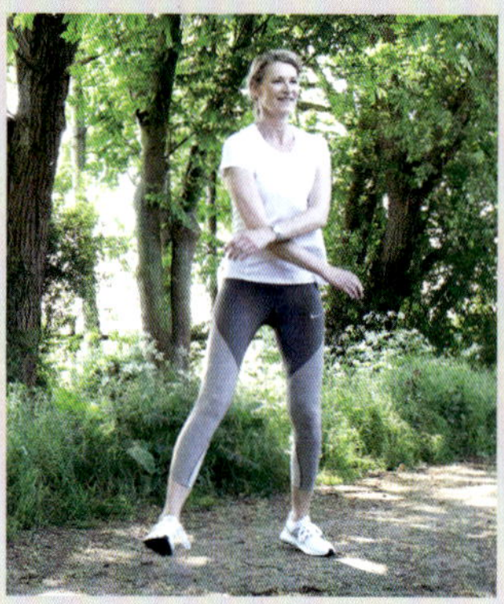
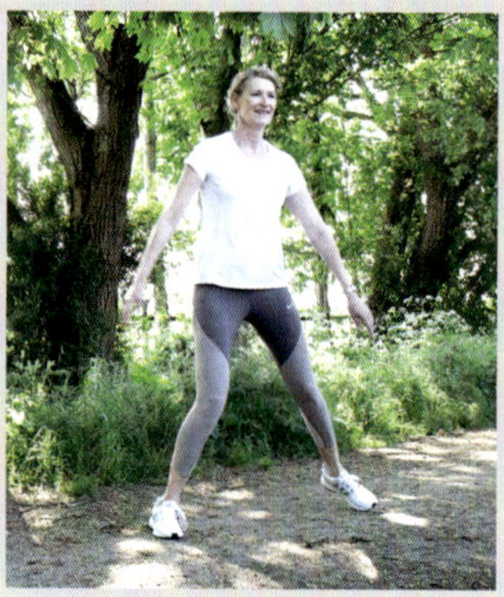
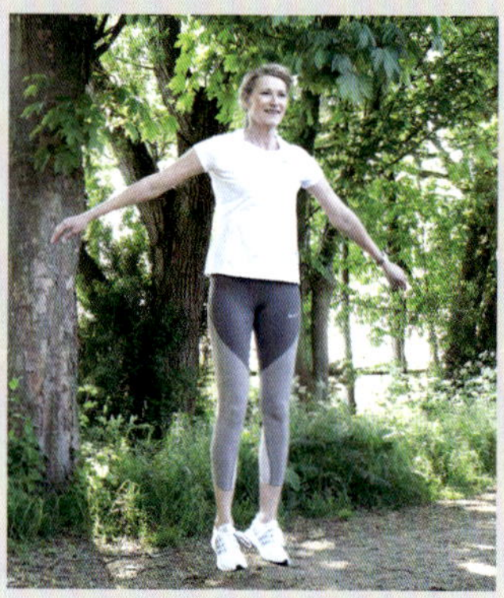

Sidesteps mit gekreuzten Beinen

Beim Seitwärtslaufen setzt du im Wechsel ein Bein erst vorne über Kreuz vor das andere Bein und dann hinten über Kreuz vor das andere Bein.

3 x 10 Wiederholungen pro Seite

TIPP Zwischen den Übungen solltest du immer wieder eine kurze Pause einlegen. Hier kannst du dich dann gerne auch mit deinem Hund beschäftigen, so wie ich es mit Penny mache.

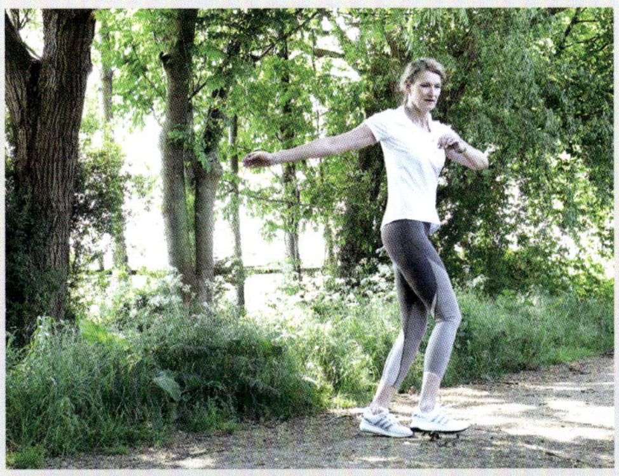
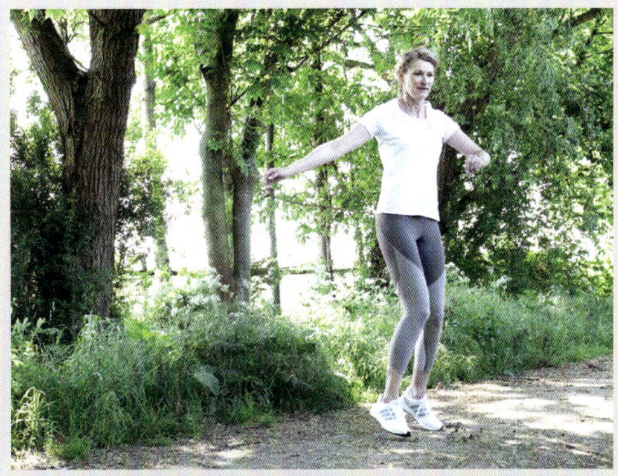
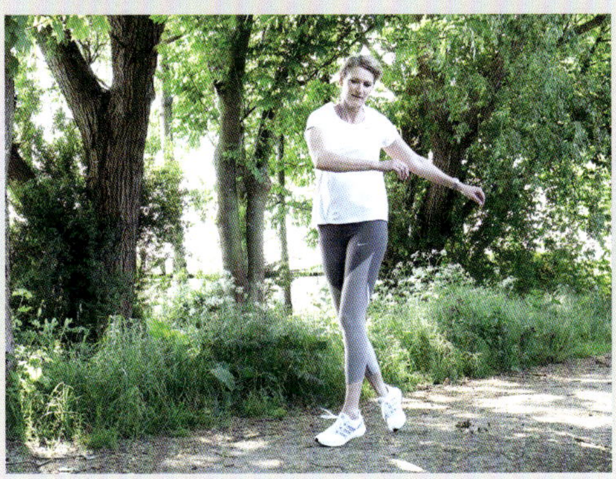
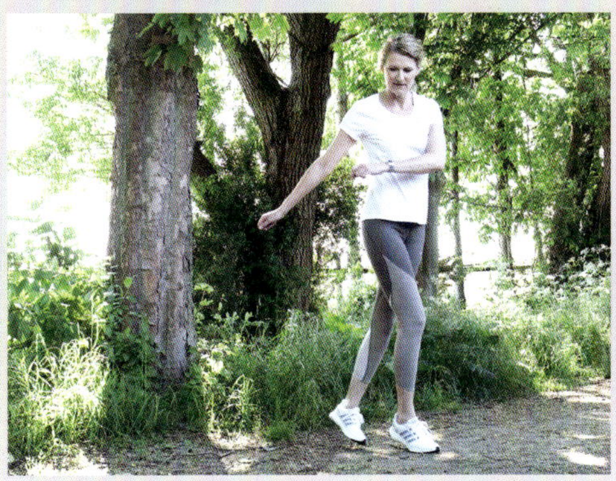

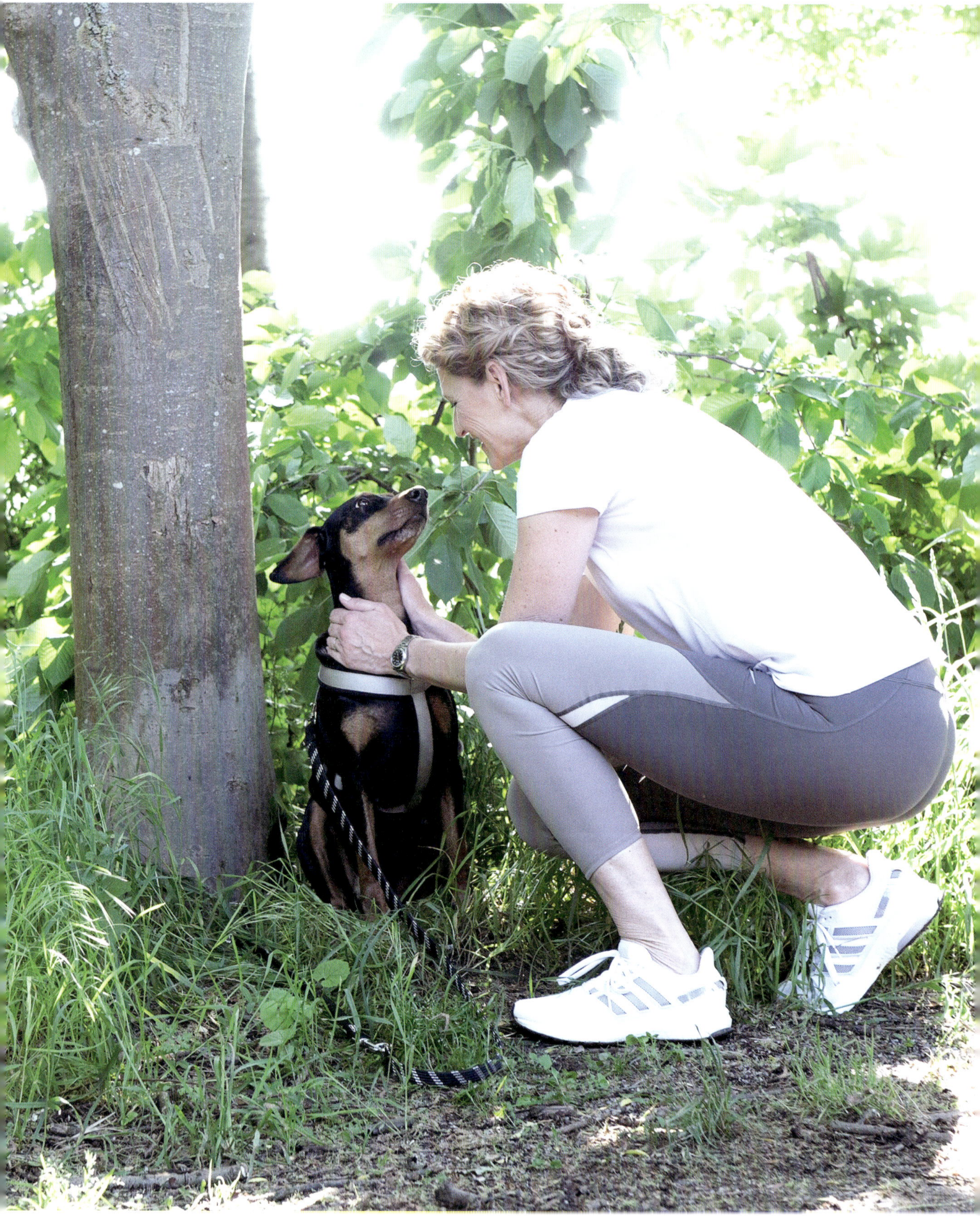

Beinschwingen im Stand

Stelle dich auf dein linkes Bein, bis du einen stabilen Stand gefunden hast. Nun schwingst du dein rechtes Bein ganz leicht gebeugt im Wechsel nach vorne und nach hinten. Zur Stabilität schwingst du deine Arme gegengleich mit.

3 x 10 Wiederholungen pro Seite

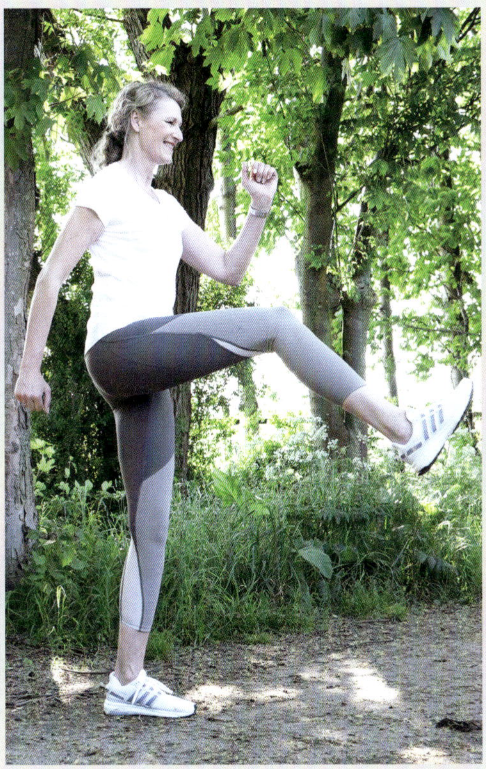

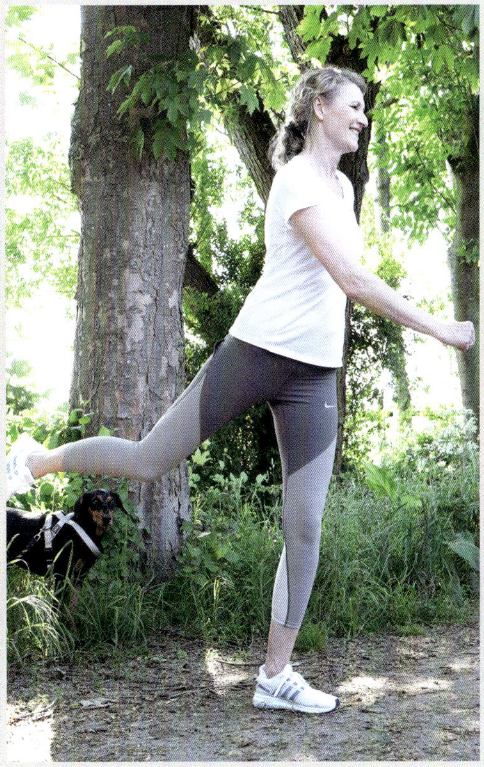

Anfersen beim Laufen

Während des Laufens ferst du im Wechsel deine Beine zum Gesäß hin an.

3 x 10 Wiederholungen pro Seite

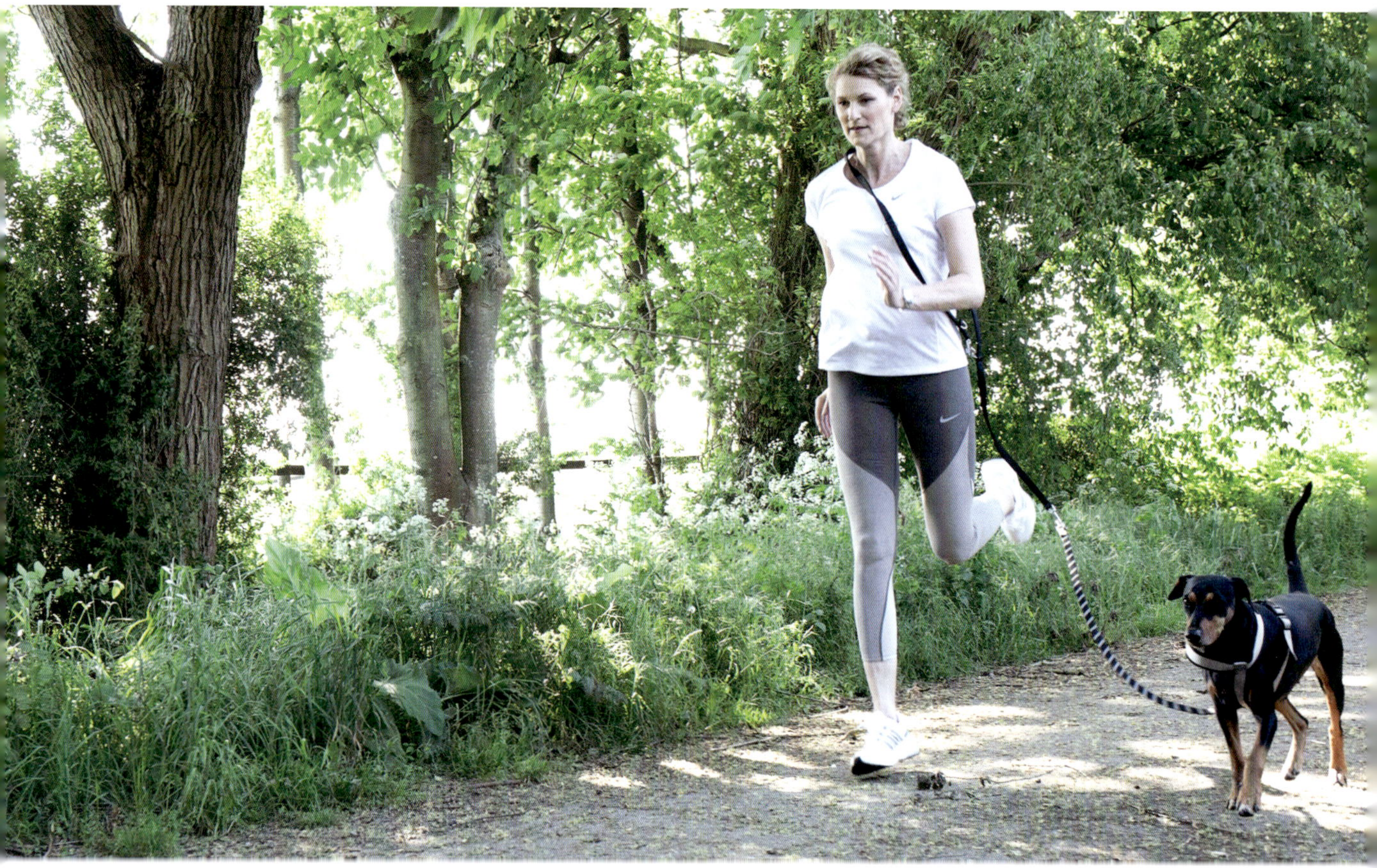

Knieheber beim Laufen

Drücke dich im Wechsel mit den Füßen vom Boden ab und schwinge die Knie ein wenig nach oben. Die Bewegungsfrequenz sollte möglichst hoch sein.

3 x 10 Wiederholungen pro Seite

TIPP Führe deine Knie maximal bis 90° nach oben, damit dein Oberkörper aufrecht bleibt. Lieber etwas tiefer, aber dafür schneller.

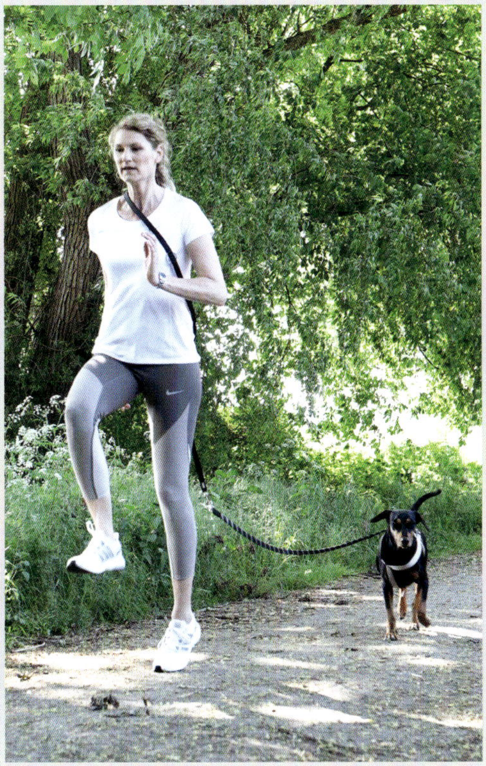

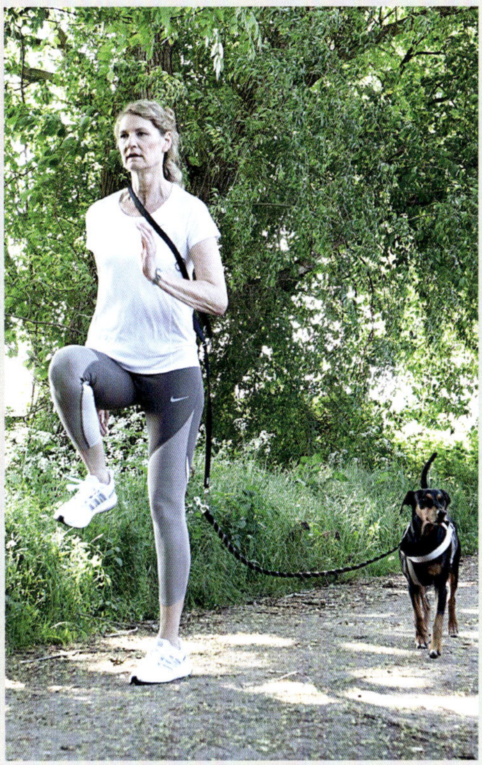

2.2.2 Dehnübungen nach dem Joggen

Ausfallschritt - Dehnung der Adduktoren

Du machst mit dem linken Bein einen großen Schritt nach vorne, sodass Ober- und Unterschenkel einen rechten Winkel ergeben. Deine Hände darfst du auf dem Oberschenkel abstützen. Das hintere Bein ist gestreckt. Danach drückst du dich mit dem hinteren Fuß ab und machst mit dem rechten Bein einen großen Schritt nach vorne. Der Wechsel von einem Bein auf das andere sollte einen Bewegungsablauf ergeben. Du kannst diese Dehnübung auch als Kräftigungsübung durchführen. Dann mit dem unten angegebenen Tipp und der Variante.

3 x 3-5 Wiederholungen pro Seite

TIPP Da diese Übung, gerade für Anfänger, ein hohes Muskelkaterpotenzial hat, empfehle ich, mit weniger Wiederholungen anzufangen und dabei nicht so tief zu gehen. Zur Verstärkung der Übung gilt, je mehr Wiederholungen man macht und je tiefer man geht, desto höher ist der Kraftaufwand.

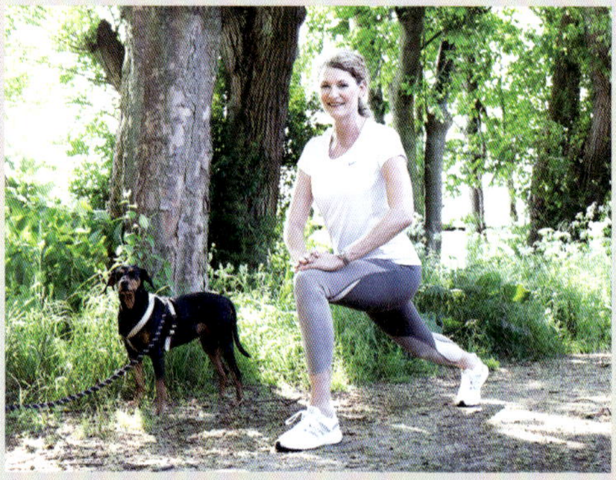

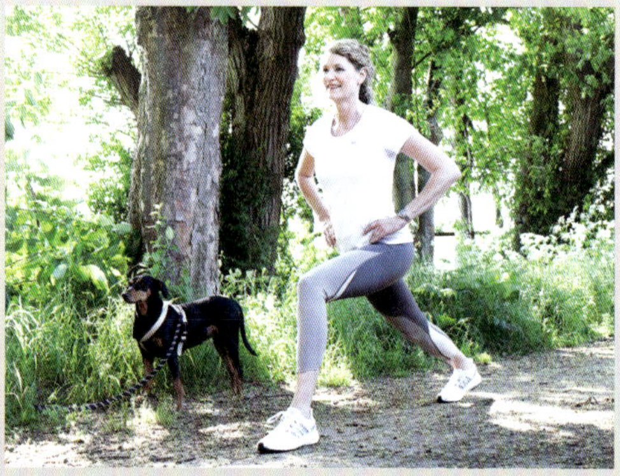

VARIANTE Die Cracks können noch Gewichtsmanschetten um die Füße tragen.

Dehnen der Oberschenkelmuskulatur

Zum Dehnen deines Oberschenkels ferst du dein Bein an und nimmst zunächst den rechten Fuß in deine rechte Hand. Balanciere dich aus und beginne, vorsichtig deinen Fuß weiter zum Gesäß hin zu ziehen. Bringe dabei deine Hüfte nach vorne, damit du nicht ins Hohlkreuz gerätst.

10 Sekunden pro Seite halten

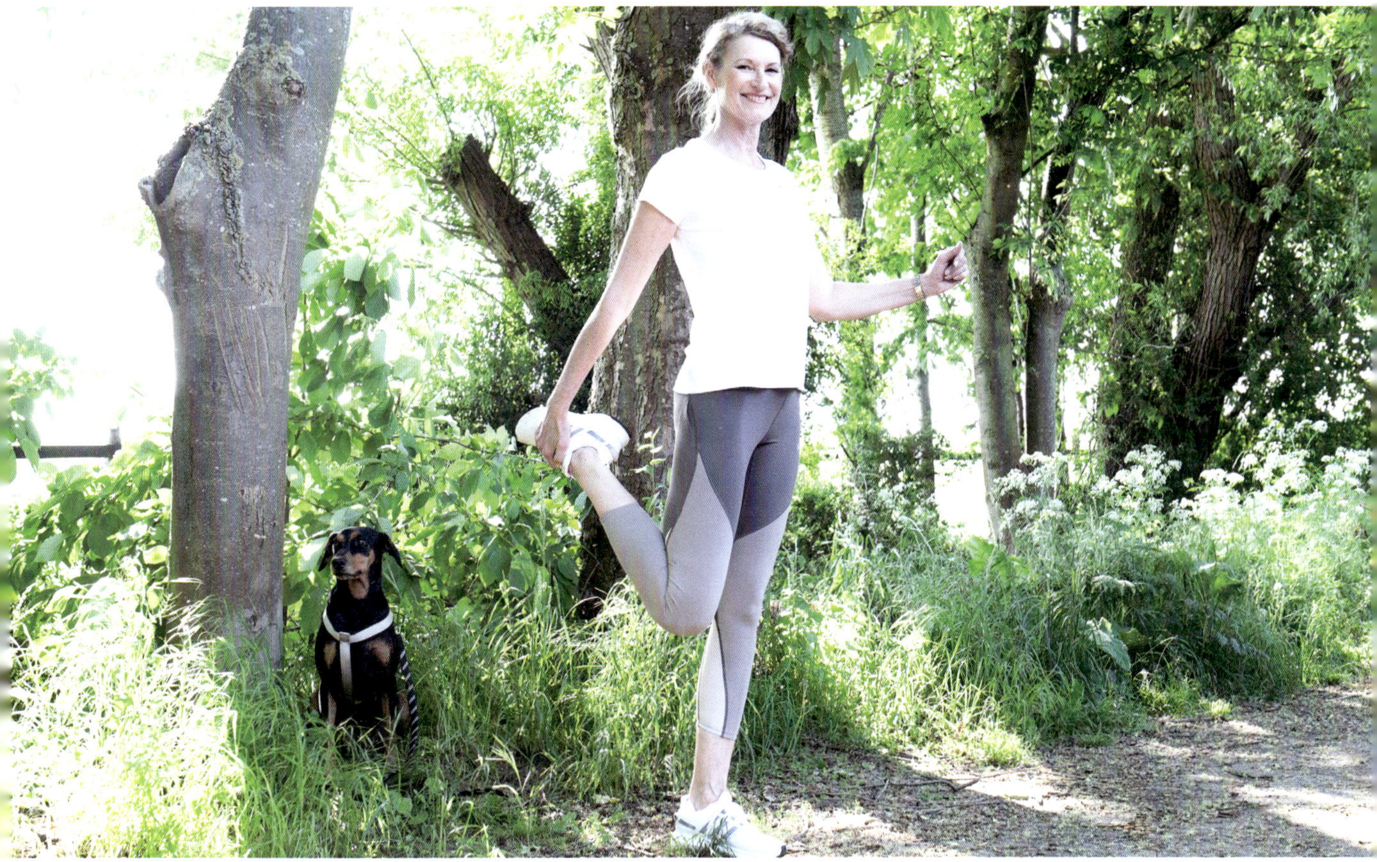

Dehnen der Wadenmuskulatur

Strecke dein rechtes Bein etwas nach vorne aus und stelle die Ferse auf. Dein linkes Bein beugst du dabei etwas und stützt deine linke Hand auf dem Oberschenkel ab. Nun greifst du mit deiner rechten Hand an deine rechte Fußspitze und ziehst sie in Richtung Schienbein. Danach wechselst du das Bein.

10 Sekunden pro Seite halten

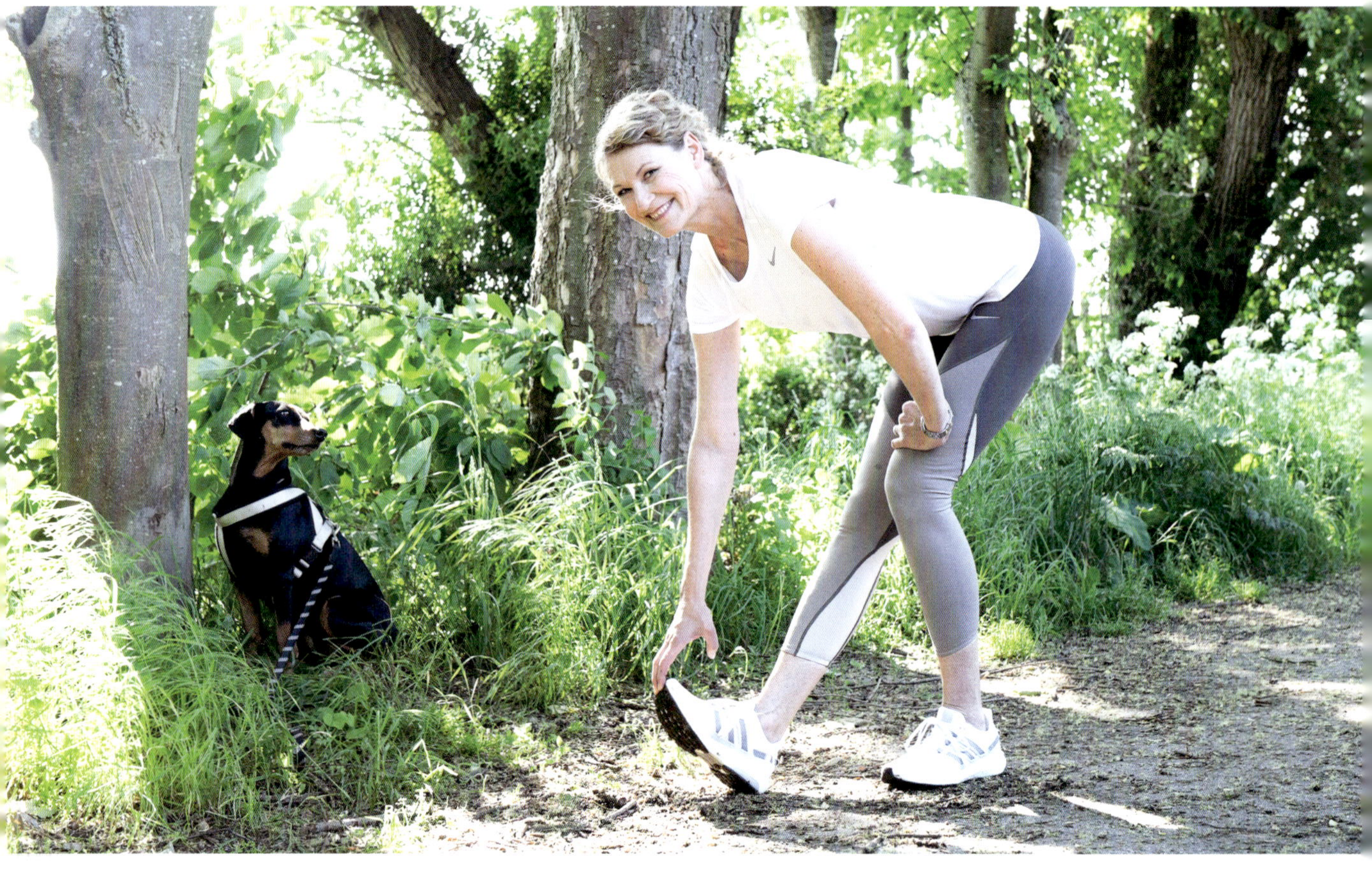

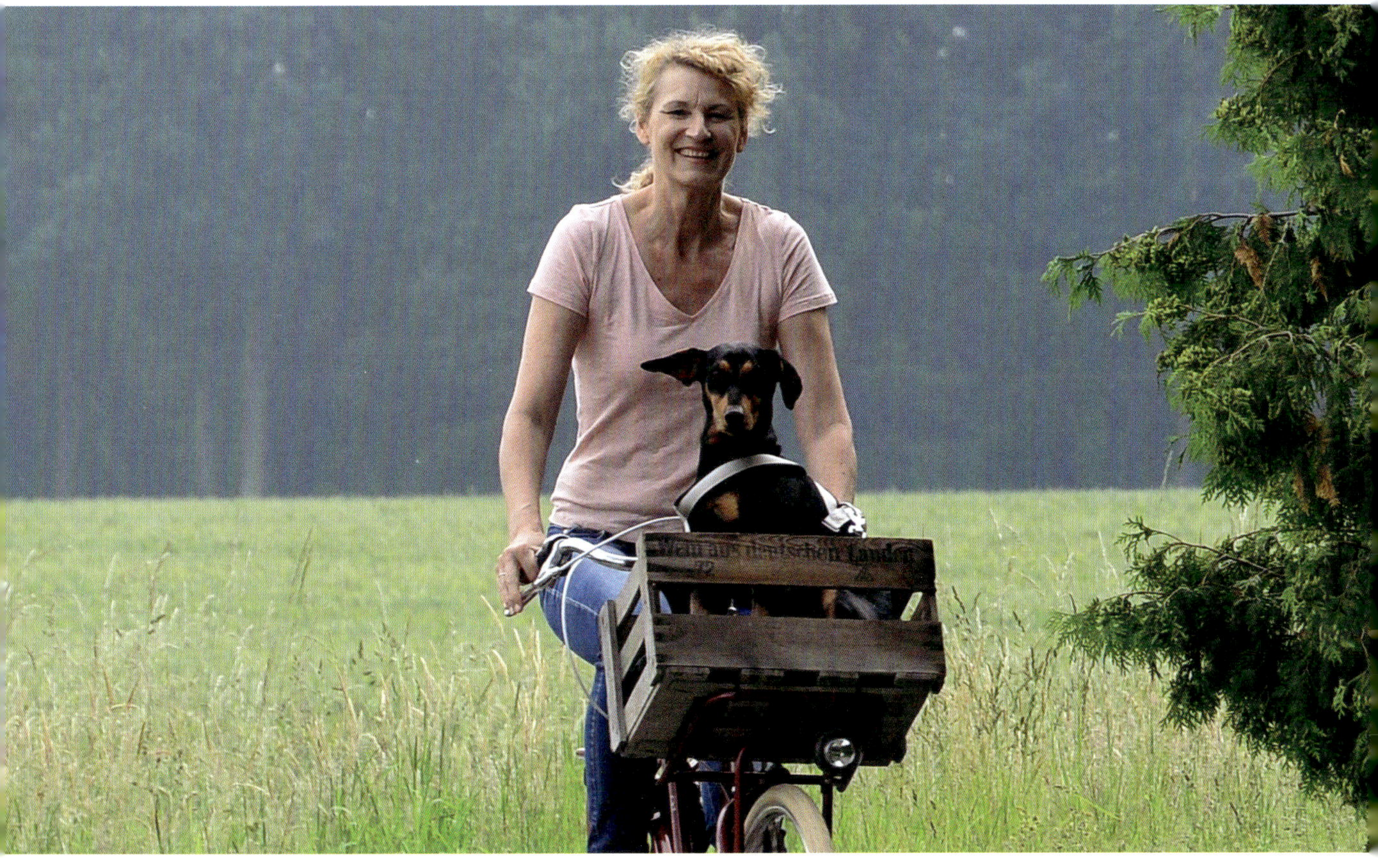

2.3 Mit Penny on Tour – wer sagt, dass Hunde keine Radtouren mögen?

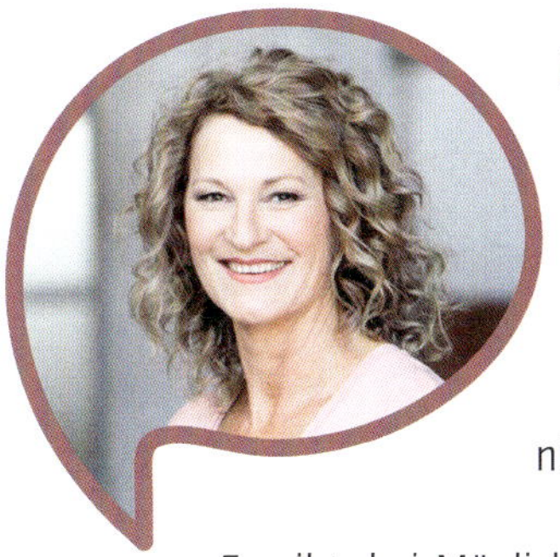

Man muss ja nicht immer zu Fuß unterwegs sein. Dies gilt generell, aber vor allem, wenn man durch eine Verletzung eine Zeit lang auf Walken und Joggen verzichten muss. So wie bei mir im letzten Jahr, als mein Arzt einen Fersensporn diagnostizierte. Ich wollte raus, mein Hund wollte raus, was nun? Fahrradfahren ist doch eine super Möglichkeit. Man ist nicht nur schneller unterwegs, man kann auch größere Strecken zurücklegen.

Es gibt drei Möglichkeiten, mit einem Hund gemeinsam Rad zu fahren. Kleine Hunde kann man bequem in einer Transporttasche oder einem Korb mit sich führen. Allerdings hat das mit Bewegung für den Hund nicht viel zu tun. Als zweite Option gibt es eine Halterung, die am Fahrrad fest installiert wird. Ich habe mich für die dritte Variante entschieden. Eine Fahrrad-

oder auch Joggingleine mit Anti-Ruck-System. Hierfür ist es wichtig, dass der Hund ein Geschirr trägt, weil er sonst bei starkem Widerstand zu sehr gewürgt wird.

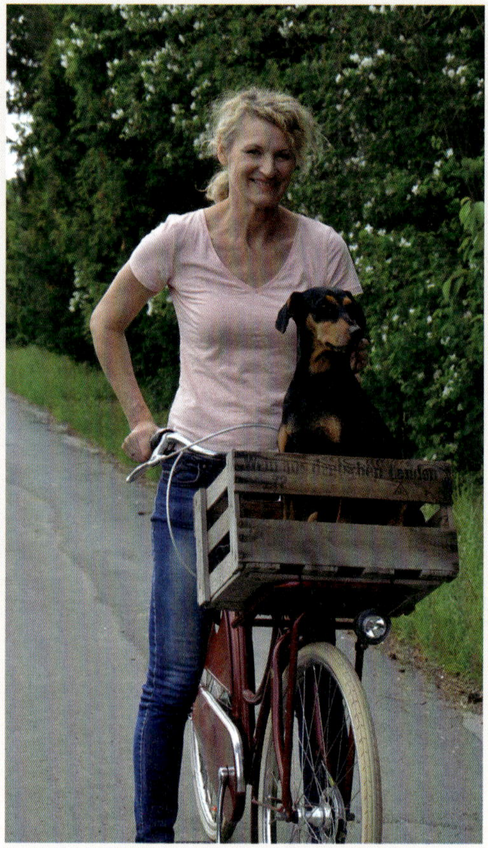

Aber was sagte Penny dazu? Da es für mich ja auch etwas neu war, suchte ich mir zunächst einen weniger frequentierten Weg, um in Ruhe üben zu können. Bevor es losgeht, sollte dein Hund die Möglichkeit haben, sein Geschäft zu verrichten. Wenn es nicht gleich am Anfang klappt, fährt man einfach ein Stückchen und hält dann einige Male an, bis alles raus ist.

Zunächst war Penny ziemlich skeptisch. Es schien fast so, als ob sie sich von meinem Fahrrad bedroht fühlte. Sie hielt so viel Abstand, wie es nur ging. Als es dann aber losging, lief sie wunderbar neben mir her.

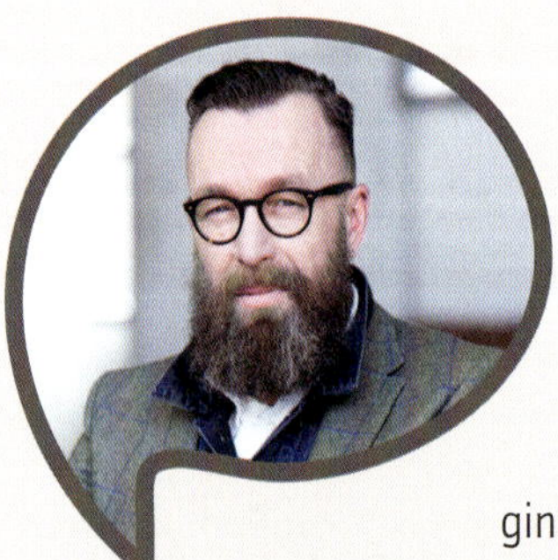

Alleine, dass wir beim Radfahren schon von vornherein eine höhere Geschwindigkeit erreichen, erklärt den Umstand, dass die meisten Hunde schon auf den ersten Metern eine hohe Konzentrationsbereitschaft zeigen. Unser neues Tempo verändert die Notwendigkeit, auf uns zu achten.

Es ist zu empfehlen, erst dann mit dem begleitenden Radtraining zu beginnen, wenn dein Komplize bereits im Laufmodus die Entscheidung getroffen hat, neben dir zu laufen. Von der im Lauftraining favorisierten Blitzkehre ist abzuraten. Diese könnte auf dem Fortbewegungsmittel unserer niederländischen Nachbarn zu ungewollten und jähen Veränderungen des geplanten Streckenverlaufs führen.

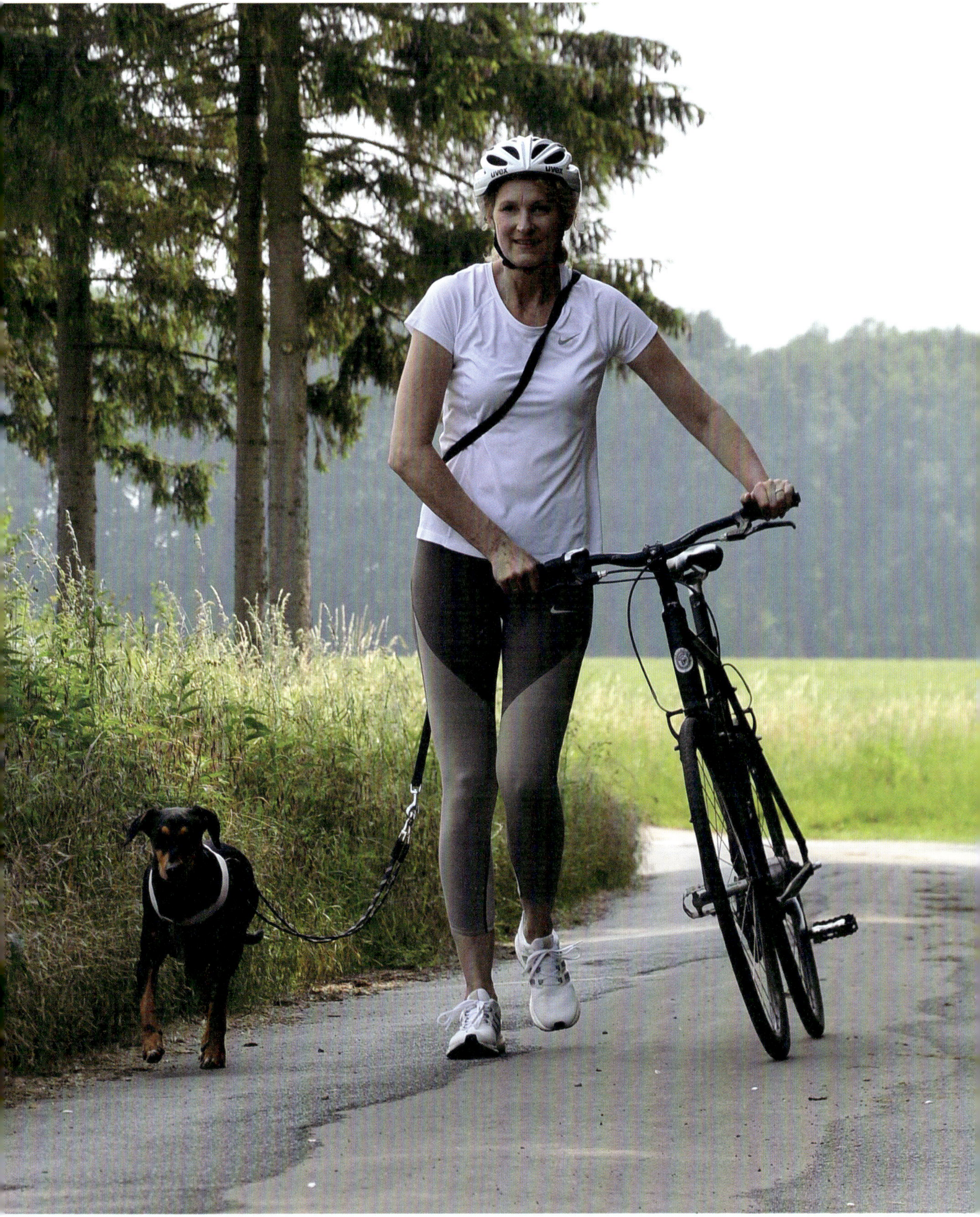

Allerdings dürften die in der Vergangenheit unterschiedlichen Zielsetzungen beider beteiligter Parteien zu diesem Zeitpunkt bereits zu einer gemeinsamen verschmolzen sein.

Du wirst noch häufig überrascht sein, wie, allein durch die Auflösung der Begrenzungen, weitere unvorstellbare und gemeinsame Unternehmungen ohne großen Aufwand in die Tat umgesetzt werden können.

Mit der Trennung von den Kommandos beginnt erst die wahre Freiheit, die ausschließlich von der Straßenverkehrsordnung getrübt wird. Der Gesetzgeber schreibt vor, dass der Hund im Straßenverkehr auf der rechten Seite des Fahrrades zu führen ist. Dann wollen wir mal der Obrigkeit den Mangel an Kenntnissen der Umkehrpsychologie verzeihen und die ungeschickte Wahlbeschneidung als sinnvollen Vorschlag verstehen.

Natürlich dient es der Sicherheit unseres Hundes, durch uns vor dem Straßenverkehr geschützt zu sein.

Zu guter Letzt müssen wir uns nur noch ein Signalwort ausdenken, das unserem vierbeinigen Compañero den Beginn unserer zweirädrigen Fortbewegung ankündigt. Bei der Auswahl dieses Begriffs darfst du deiner Fantasie freien Lauf lassen. Jetzt musst du dich nur noch in den Sattel schwingen und losfahren. Yeehaw!

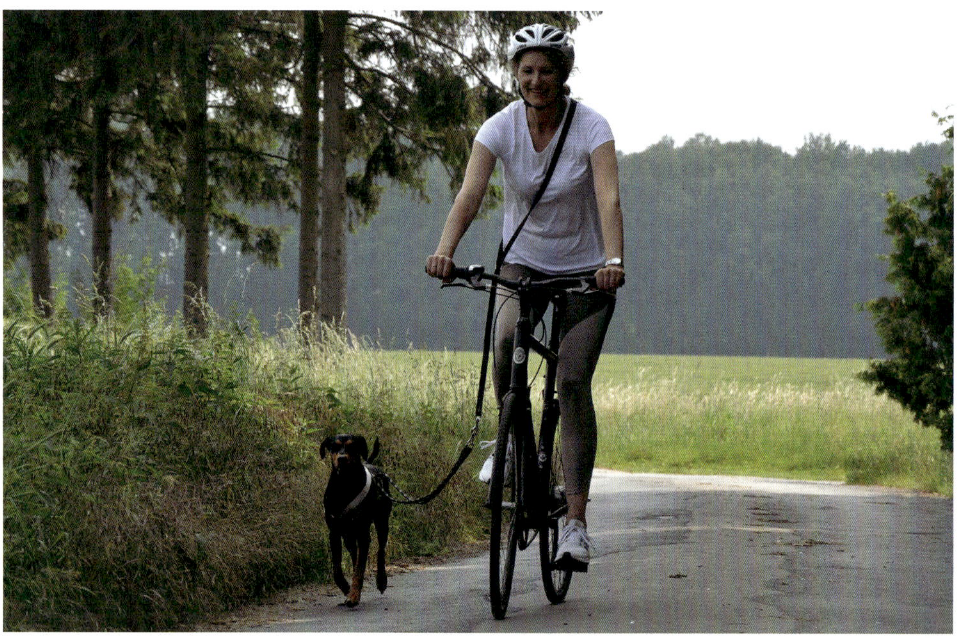

2.3.1 Von Hollandrad bis Mountainbike

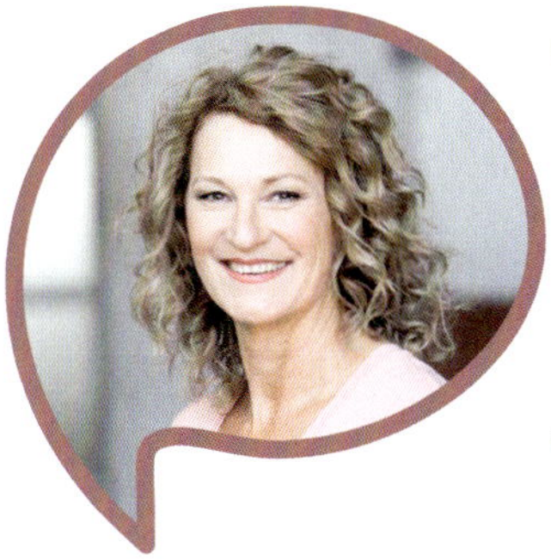

Ob du mit einem ganz normalen Freizeitrad oder mit einem Mountainbike unterwegs bist, hängt nur davon ab, wie sportlich du selbst mit dem Fahrrad unterwegs sein möchtest. Ob du mit dem Freizeitfahrrad über festen Untergrund oder auf Radwegen fahren möchtest oder auf eher holprigen Feldwegen mit dem sportlicheren Fahrrad unterwegs sein wirst – beides ist möglich.

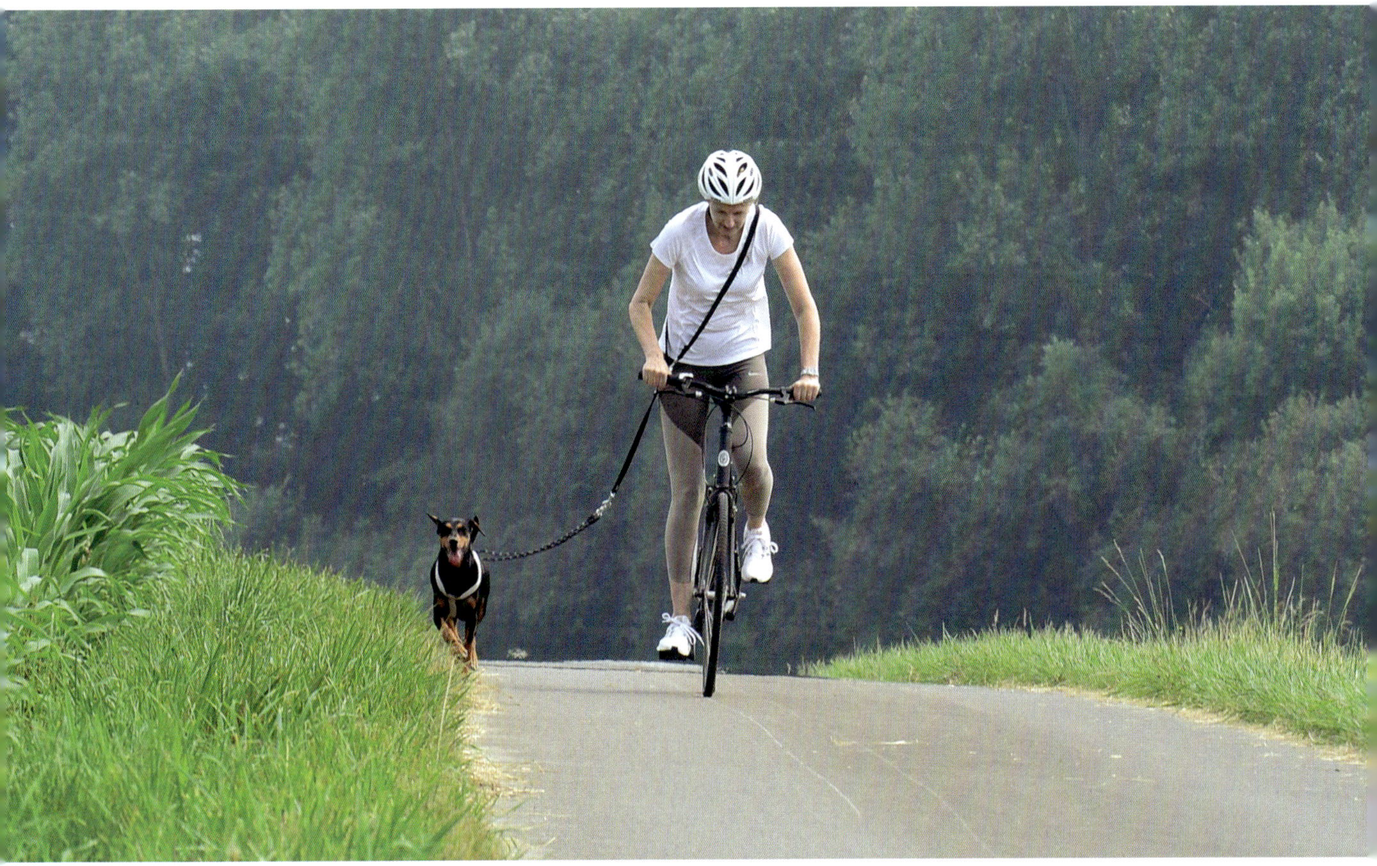

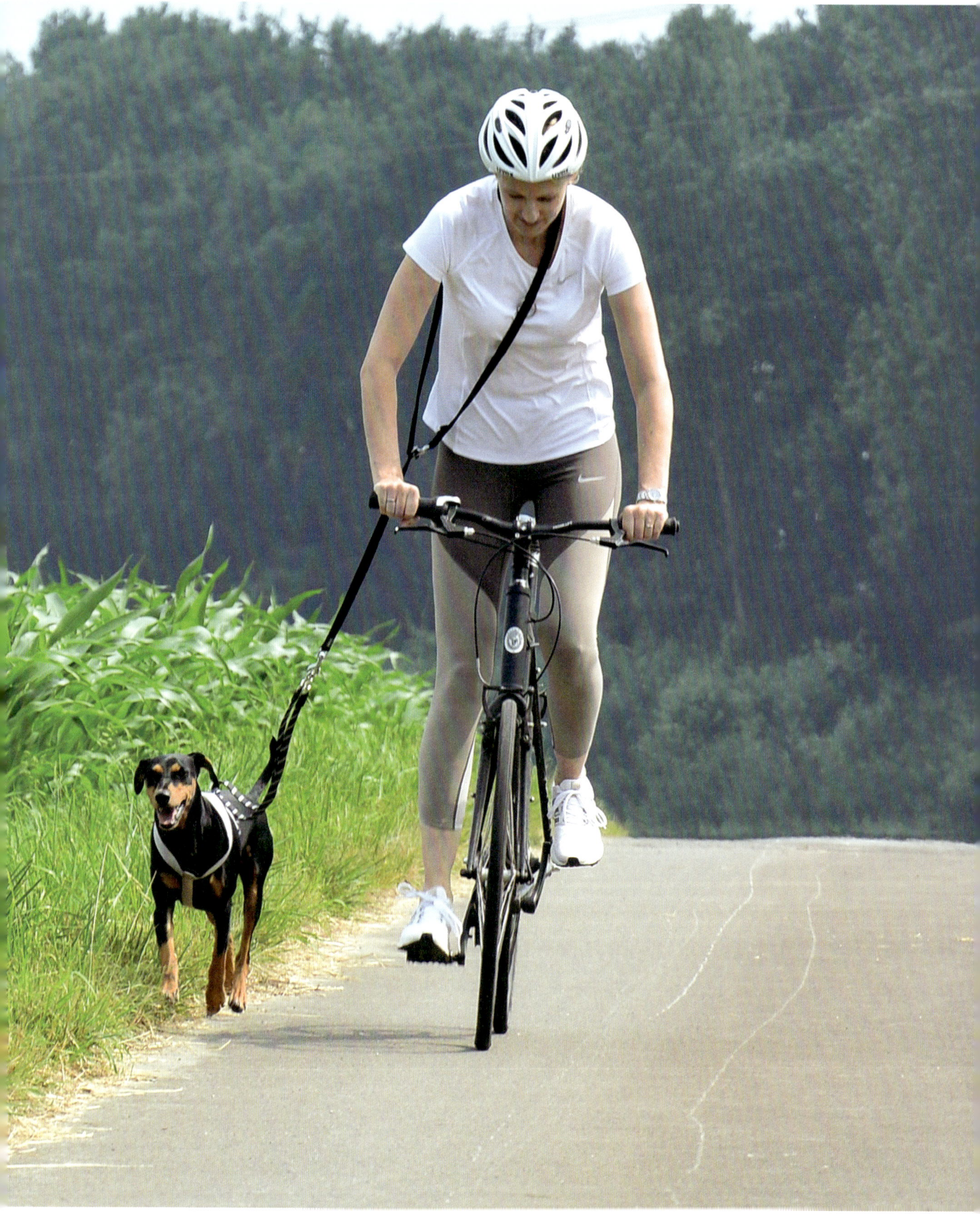

2.3.2 Was ist möglich? - Sportliches Radeln

Da wir stets mit unseren Händen am Lenkrad bleiben sollten, ist es natürlich schwierig, während der Fahrt Übungen zu machen. Ich würde auf jeden Fall davon abraten.

Aber du hast die Möglichkeit, über Tempowechsel und Schnelligkeit etwas für deine Kondition und Ausdauer zu tun. Hast du eine Steigung in der Nähe, eignet sie sich wunderbar als Kraftausdauerübung. Das heißt nicht runterschalten, sondern im gleichen Gang den Hügel hinauffahren. Dabei darfst du dich ruhig aus dem Sattel erheben. Für diese Variation sollten du und dein Hund aber schon routiniert im Fahrradfahren sein.

Wie Ulv bestätigt, kann dies durchaus schnell geschehen. Kurze Strecken kannst du zu Beginn mit leichten Gängen bewältigen. Mit der Zeit solltest du öfters mal in die höheren Gänge schalten, um die Belastung etwas zu erhöhen. So kannst du schon auf kleinen Strecken die Fitness steigern.

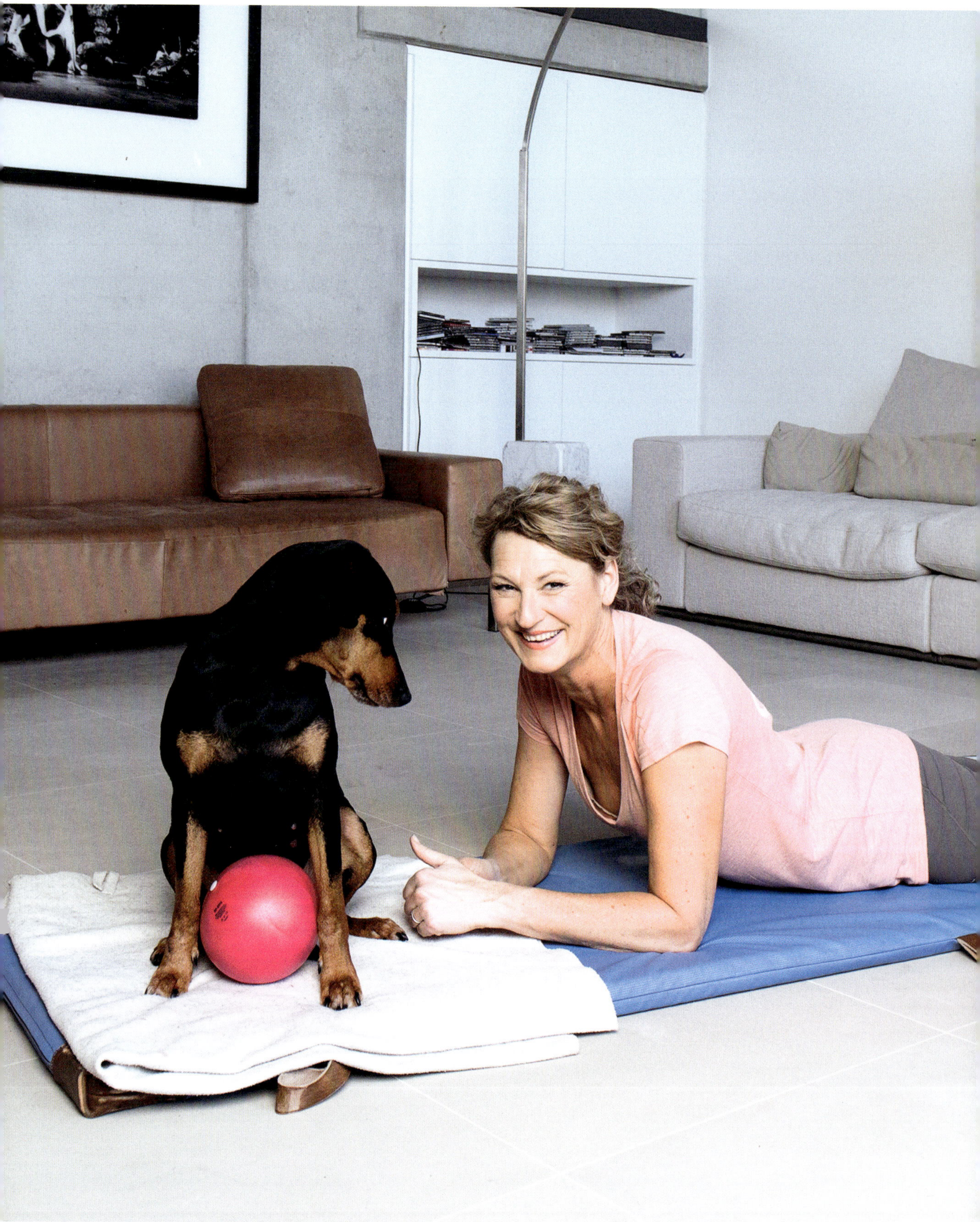

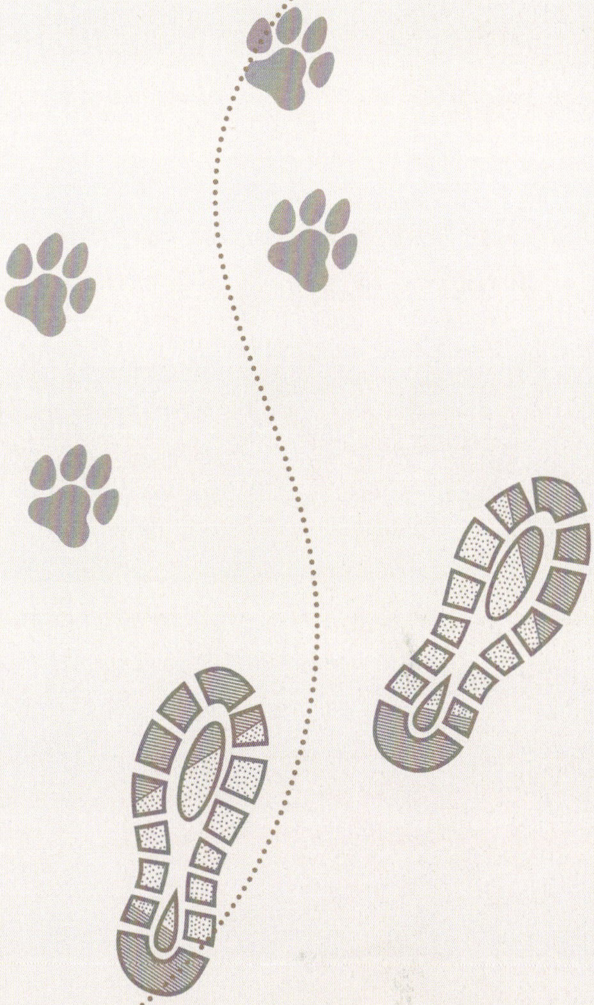

3 INDOORÜBUNGEN BEI HUNDEWETTER

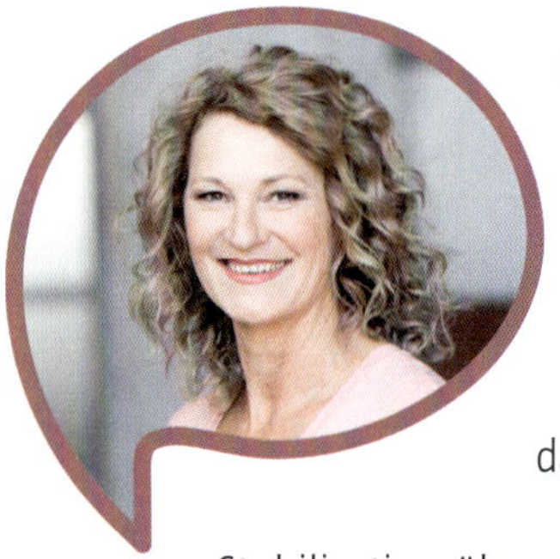

Manchmal ist nicht nur das Wetter zu schlecht, sondern es gibt einfach Übungen, die man besser auf einer Matte macht. Sie beim Spaziergang auf dem Waldboden durchzuführen, während andere sonntägliche Spaziergänger den Weg kreuzen, könnte etwas peinlich sein, wenn du nicht gerade über ein ausgeprägtes Selbstbewusstsein verfügst. Es ist dann angenehmer, sie zu Hause durchzuführen.

Stabilisationsübungen gehörten auch zu meiner aktiven Zeit zu meinem täglichen Trainingsprogramm dazu. Sie sind das Fundament für viele sportliche Aktivitäten. Dies gilt für das Joggen, Walken, Radfahren, aber auch viele andere dynamische Bewegungsabläufe. Ohne die nötige Stabilität gehst du das Risiko einer erhöhten Verletzungsgefahr ein. Je stabiler der Körper ist, desto geringer ist die Gefahr, sich bei unerwarteten Stürzen oder Ausweichmanövern zu verletzen. Außerdem fühlt es sich einfach besser an, wenn die Muskulatur trainiert ist und der Körper sich wieder fester anfühlt. Da macht es wieder Spaß, sich mit Bikini oder Badehose in die Fluten zu stürzen.

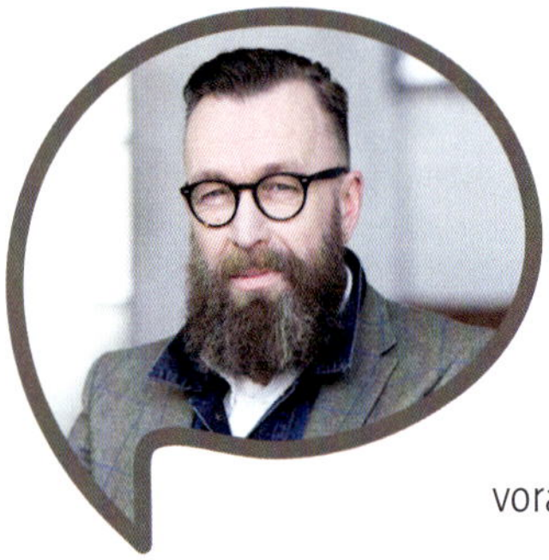

„Es ist nicht wichtig, was man macht, sondern dass man es miteinander macht!"

Am häufigsten wird im Umgang mit unserem Hund übersehen, dass er als soziales Säugetier vergleichbare Bedürfnisse mit uns teilt. Allem voran erkennt man sein Bestreben, Zeit mit uns zu verbringen.

Dabei geht es aber nicht um körperliche Aktivitäten, sondern um Gemeinsamkeit. Gegen alle bisherigen Annahmen, der Hund müsse permanent beschäftigt werden, um ausgelastet zu sein, steht die eindeutige Erkenntnis, dass er als effizientes Lebewesen Energie spart, wann immer er kann. Der Hund ist ein lauffähiges, aber kein laufbedürftiges Lebewesen. Diese überaus bedeutungsvolle Feststellung bricht mit allen aktuellen Sichtweisen, die unseren Umgang mit ihm nachteilig beeinflusst haben.

Die neue Umgangsregel lautet: Zwei Stunden miteinander auf der Couch genießen, hat die gleiche Qualität wie ein zwei Stunden langer gemeinsamer Spaziergang.

Mit diesem veränderten Blickwinkel gewinnt auch die Wichtigkeit der „Pause" für unsere sportliche Aktivität eine zentrale Bedeutung. Der Begriff „Pause" steht für die kompatible Anpassung des Ruhebedürfnisses des Hundes (zwei Drittel des Tages) an die vorhandenen Routinen seines humanen Mitbewohners.

Würde man die Schulung des Hundes mit dem Bau eines Hauses vergleichen, dann stände die „Pause" stellvertretend für das Fundament. Damit stellt sie die wichtigste Grundlage unserer Konstruktion dar, aber auch die am wenigsten wahrgenommene.

Niemand lobt den stolzen Hausherrn nach dem Richtfest für das extrem belastungsstabile Fundament. Dennoch ist uns allen bewusst, dass die sichtbaren Elemente, seien sie noch so kunstvoll gestaltet, bei einer bröckeligen Grundstruktur nur eine dekorative Illusion einer sicheren Unterkunft vorgaukeln.

Trotz ihrer immensen Wichtigkeit ist sie wiederum mit geringerem Aufwand zu entwickeln. Sowohl in deinen normalen Alltagsabläufen als auch während deiner beginnenden sportlichen Betätigung lässt sich die „Pause" parallel erarbeiten und festigt sich in ihrer Qualität mit jeder abgeschlossenen erfolgreichen Darstellung.

Lasse deinen Hund beobachten, wie du dich selbst beim Aussprechen des Begriffs „Pause" verhältst. Sprich ihn einfach in den Raum. Wann immer du diesen Begriff nutzt, führe deinen Hund zu seinem zuvor ausgewählten Liegeplatz. Dort leinst du ihn am Halsband oder am Geschirr an einem an der Wand befestigten kleinen Ring an. Jetzt schnipst du ein „Frei-Signal".

Das Schnipsen verwenden wir als universelles „Frei-Signal" mit der Bedeutung: Mache, was du willst im Rahmen deiner Möglichkeiten. Stimmt. Die Fixierung stellt zwar eine Wahlreduzierung dar, jedoch keine Wahlbeschneidung, wie z. B. das Kommando: „Geh auf deine Decke!"

Eine Reduzierung lässt also dem Betroffenen noch eine Auswahl an Entscheidungsmöglichkeiten. In unserem eigenen Verständnis von Freiheit benötigen wir nicht mehr als zwei Optionen, um Wahlfreiheit zu empfinden. Diese übertragbare Empfindung wird mit der „Pause" in vollstem Maße berücksichtigt. Der Betrachter wird die Entscheidung, die er aus der Abwägung der verbleibenden Alternativen trifft, somit immer als eigene Wahl anerkennen.

Um ein besseres Verständnis für die Notwendigkeit der Fixierung, sprich Reduzierung, zu entwickeln, ist es von Vorteil, sich die eigenen Erfahrungen mit einem Übermaß an Wahlmöglichkeiten zunutze zu machen. Häufig empfinden wir einen zu großen Spielraum eher als Überforderung, denn als Freiheit.

Selbstverständlich ist das Ergebnis der „Pause" nach der Überprüfung des Hundes zu 100 % ein sich entspanntes Hinlegen. Aufgelöst wird dieser Vorgang durch ein erneutes Schnipsen und du löst die Leine vom Ring. Auch wenn wir den gesamten Ablauf geplant und geleitet

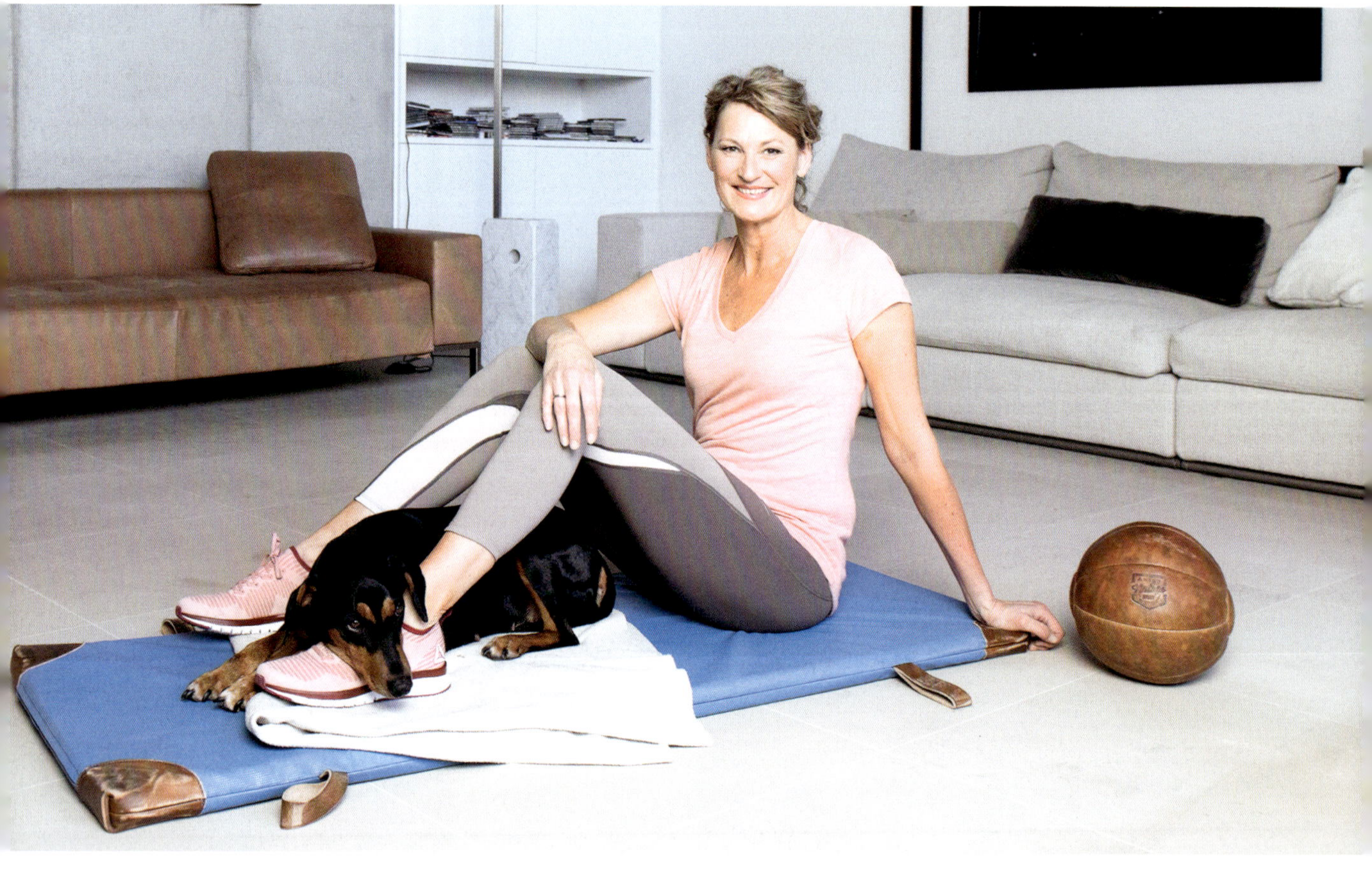

haben und das Hinlegen keine Überraschung für uns war, feiern wir die eigenständige Idee unseres haarigen Beobachters.

Wann immer wir im Alltag durch eine Tätigkeit gebunden sind und uns nicht bewusst auf unseren Begleiter einlassen können, ist die „Pause" immer die erste Wahl.

In der Wiederholung routiniert das Unterbewusstsein des Hundes den immer wieder erfolgreichen Ausgang der Pause in die Gewohnheit – das Bedürfnis – zu ruhen, wenn wir selbst gerade mit anderen Aufgaben beschäftigt sind. Die anfängliche Leinenunterstützung ist ab diesem Zeitpunkt nicht mehr notwendig.

Die neue Ruhevorlage können wir nun bei allen Innen- und Außenaktivitäten begleitend einsetzen. Da im Außenbereich häufig ein Mangel an Zimmerwänden mit Ringen (Leinenbefestigungsmöglichkeiten) zu beklagen ist, empfiehlt es sich, einen transportablen Bodenanker einzusetzen.

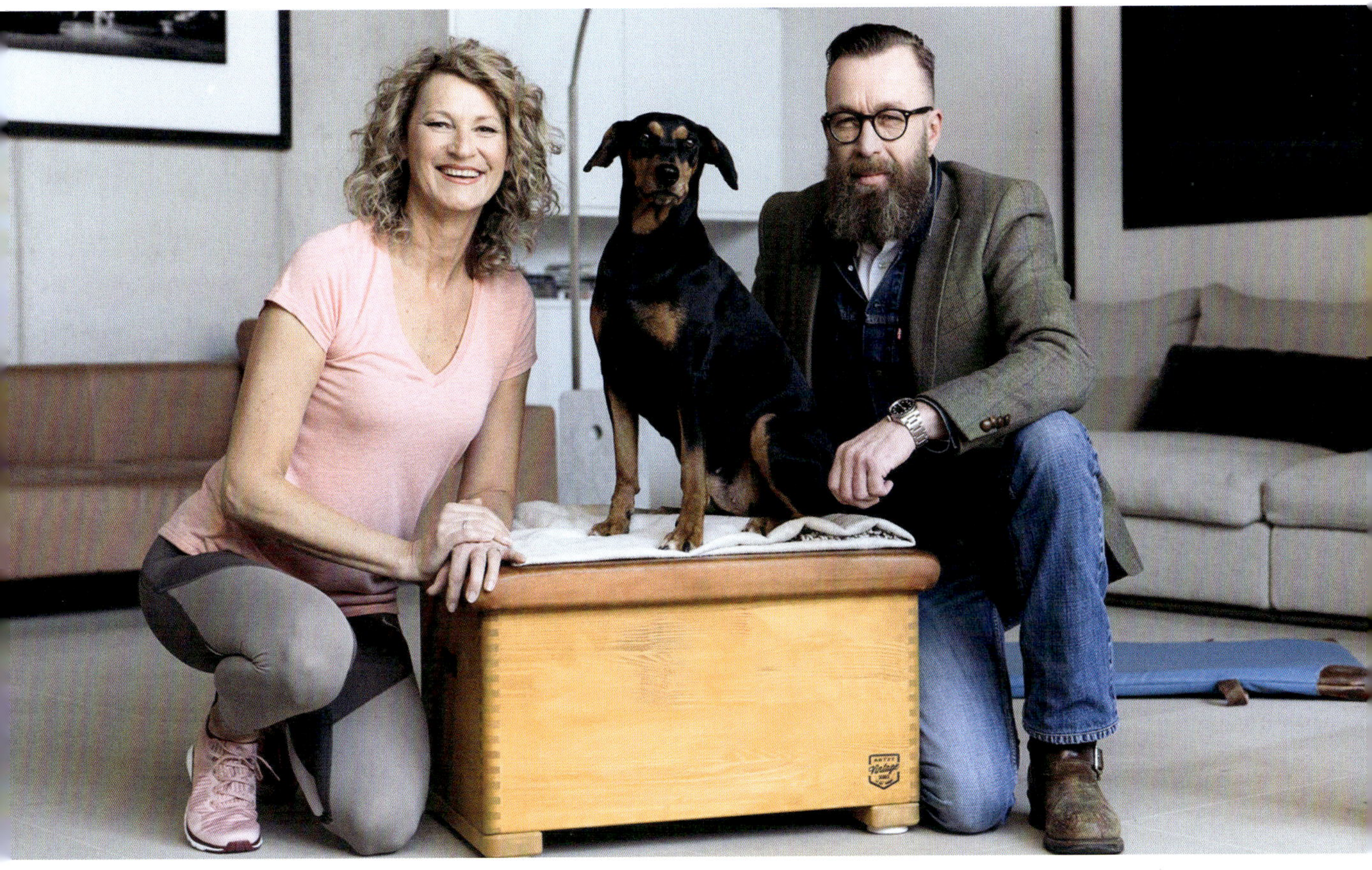

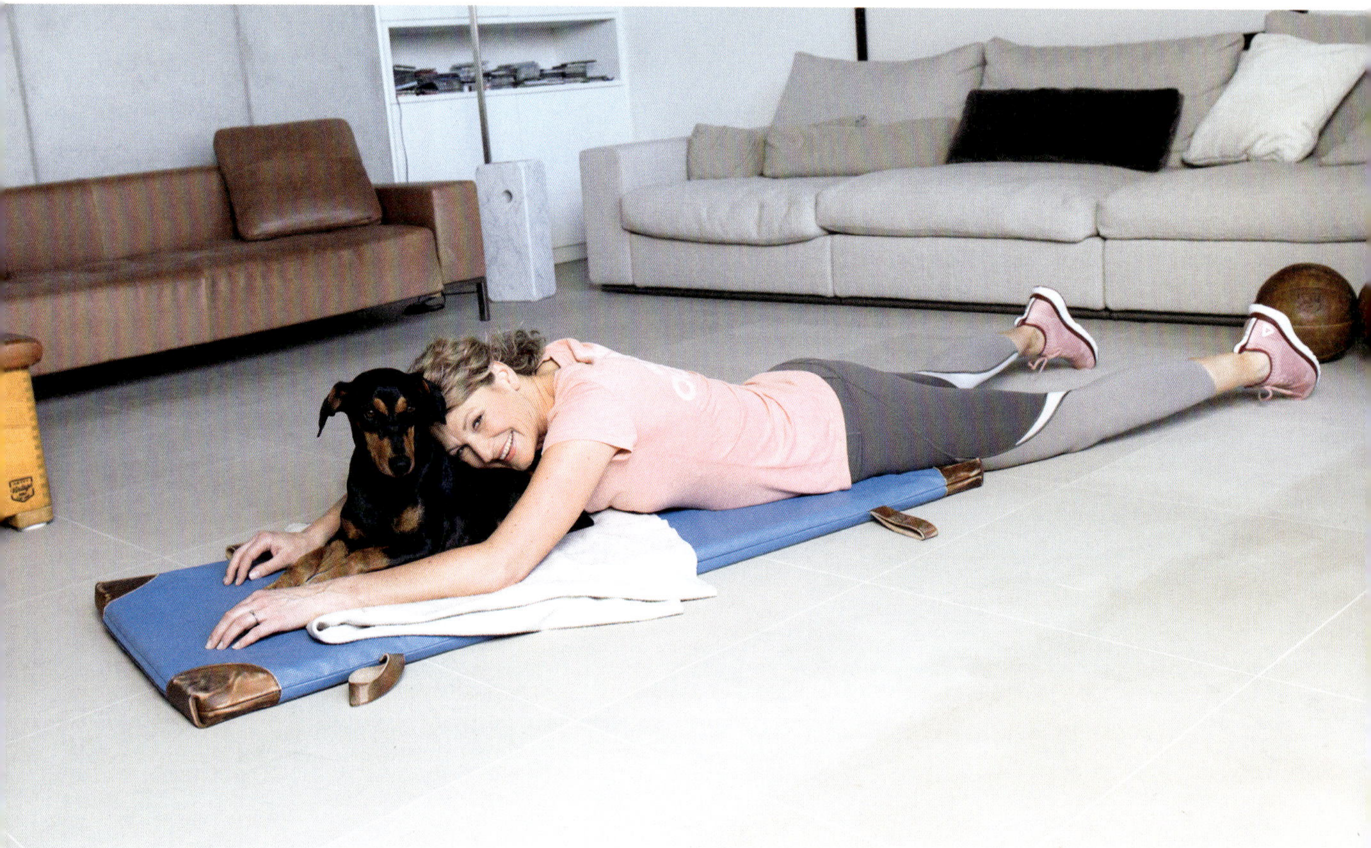

3.1 MEHR ALS NUR EINE STRANDFIGUR – DAS TRAINING FÜR MEHR STABILITÄT

Die Übungen, die ich nun im Folgenden vorstelle, können nicht nur dafür sorgen, dass dein Körper wieder aussieht, wie man sich einen fitten Körper vorstellt. Sie sorgen auch dafür, dass du dich wieder wohler in deiner Kleidung fühlst. Vor allem aber, und das halte ich für noch viel wichtiger, stabilisierst du deinen Körper und bist viel besser auf unvorhergesehene Aktionen wie Stürze vorbereitet. Nicht selten lassen sich, wenn du mit einem stabilen Rumpf und kräftigeren Armen und Beinen einen Sturz rechtzeitig abfangen kannst, schwere Verletzungen verhindern.

3.1.1 Übersicht über die Geräte

Um die Übungen effektiv und richtig ausführen zu können, benötigt man entsprechendes Equipment. An dieser Stelle möchten wir uns bei der Firma ARTZT bedanken, die uns diese qualitativ hochwertigen Produkte zur Verfügung gestellt hat.

Die Matte

Für einige Übungen benötigst du eine weiche Unterlage. Hier ist eine klassische Turnmatte ideal. Die weiche Turnmatte ist hochwertig verarbeitet und zudem auch hautfreundlich. Außerdem hat sie praktische Schlaufen, sodass sie leicht in der Wohnung zu transportieren ist.

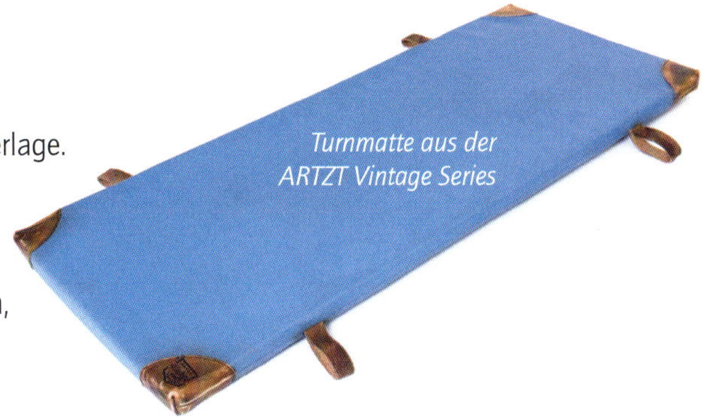

Turnmatte aus der ARTZT Vintage Series

Das Übungsband

Mit diesem hochflexiblen, elastischen Übungsband kannst du Übungen zur Verbesserung von Kraft und Ausdauer durchführen. Die verschiedenen Farben bezeichnen die unterschiedlichen Härtegrade des Bandes. In meinen Übungen benutze ich nur das leichte, gelbe Band, welches vor allem bei Therapie und Pflege sowie in der Rehabilitation nach Verletzungen eingesetzt wird. Es gibt allerdings auch andere Farben mit den entsprechenden Härteangaben. Am besten informierst du dich hier in einem Sportfachgeschäft oder aber auf der Homepage des jeweiligen Herstellers.

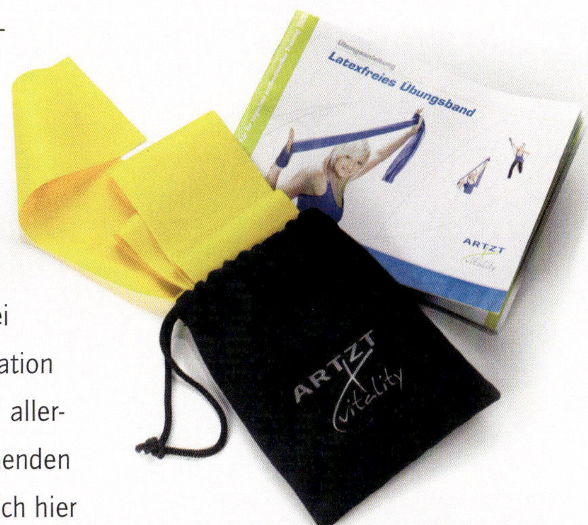

Latexfreies Übungsband von ARTZT vitality

Das Loopband

Das Loopband eignet sich für Arm- und Beinübungen. In den kommenden Übungen wirst du es häufig entdecken. Wie beim Übungsband auch, gibt es hier verschiedene Härtestufen. Du solltest darauf achten, dass diese Stufe auch deinem Trainingsstand entspricht.

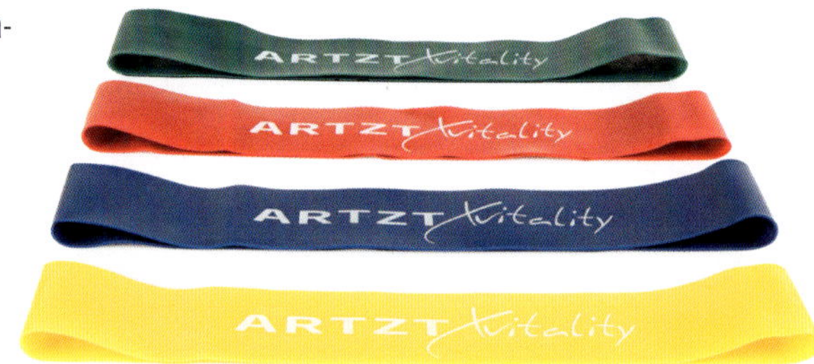

Rubber Band von ARTZT vitality

Übungsband und Loopband

Häufig bestehen die Bänder aus Latex. Solltest du allerdings eine Latexallergie haben, kannst du auf latexfreie Bänder zurückgreifen. Die Hersteller haben auch diese in ihrem Sortiment. Informiere dich hier bei deinem Sportfachgeschäft oder aber direkt beim Hersteller.

Der Miniball

Der Miniball kann einige deiner Übung noch einmal erschweren. Ich benutze ihn, um bei einigen meiner Übungen eine Variation hineinzubringen. Er sollte handlich sein und angenehm zu halten.

Der Ball besteht aus weichem, griffigem Material und ist ein idealer Begleiter für Übungen zur Beckenboden- und Bauchmuskulatur.

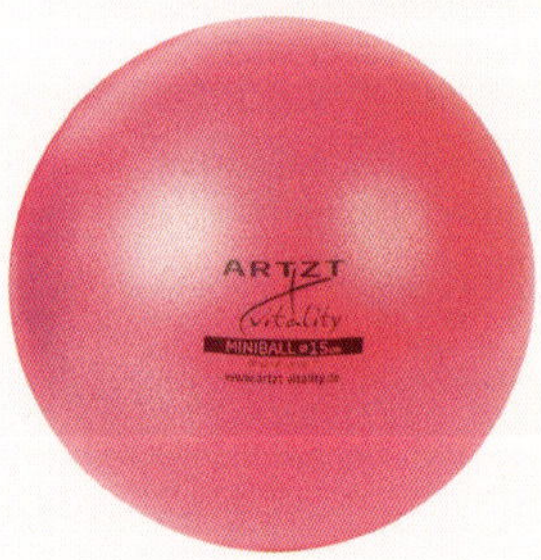

Roter Miniball von ARTZT vitality

Der Fitnessball

Der Fitnessball (oder Pezziball) dient bei meinen Übungen häufig als Sitzunterlage und Trainingsgerät. Er kann bei Kraft- und Gleichgewichtsübungen eingesetzt werden. Durch das elastische Material können auch schwierigere Übungen sauber durchgeführt werden. Den Ball gibt es in unterschiedlichen Größen. Mein Fitnessball hat einen Umfang von 45 cm.

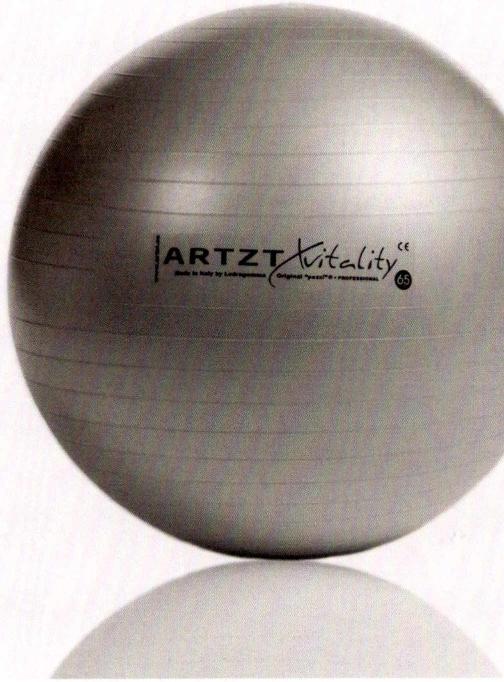

Fitnessball von ARTZT vitality

Der Medizinball

Der Medizinball kann für Beweglichkeitsübungen als Hindernis oder aber zur Stärkung der Arm- und Rumpfmuskulatur verwendet werden. Er liegt durch die hochwertige Lederverarbeitung sehr gut in der Hand und ist ein langjähriger und zuverlässiger Trainingsbegleiter von mir. Es gibt ihn in unterschiedlichen Größen und Gewichten.

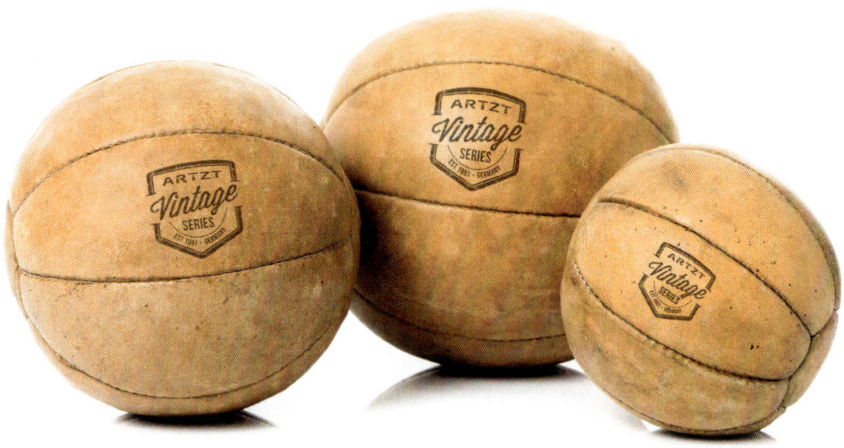

Medizinball aus der ARTZT Vintage Series

Die Faszienrolle

Die Faszienrolle ist ideal für das Faszientraining. Sie eignet sich zur myofaszialen Selbstmassage und kann bei Verhärtungen sowie zur Behandlung der Rumpfmuskulatur benutzt werden. Auch hier gibt es unterschiedliche Härtegrade.

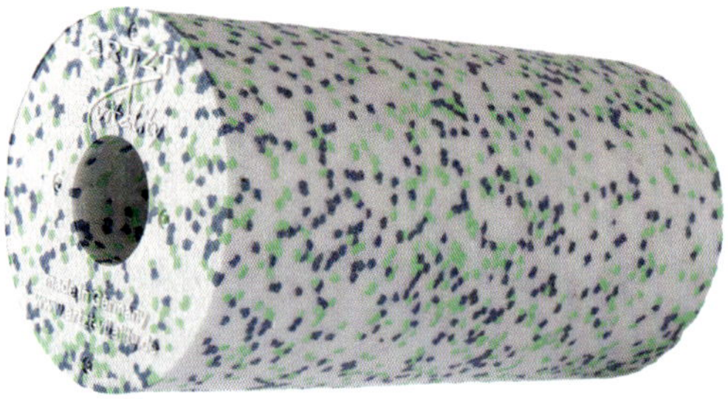

Massagerolle von ARTZT vitality

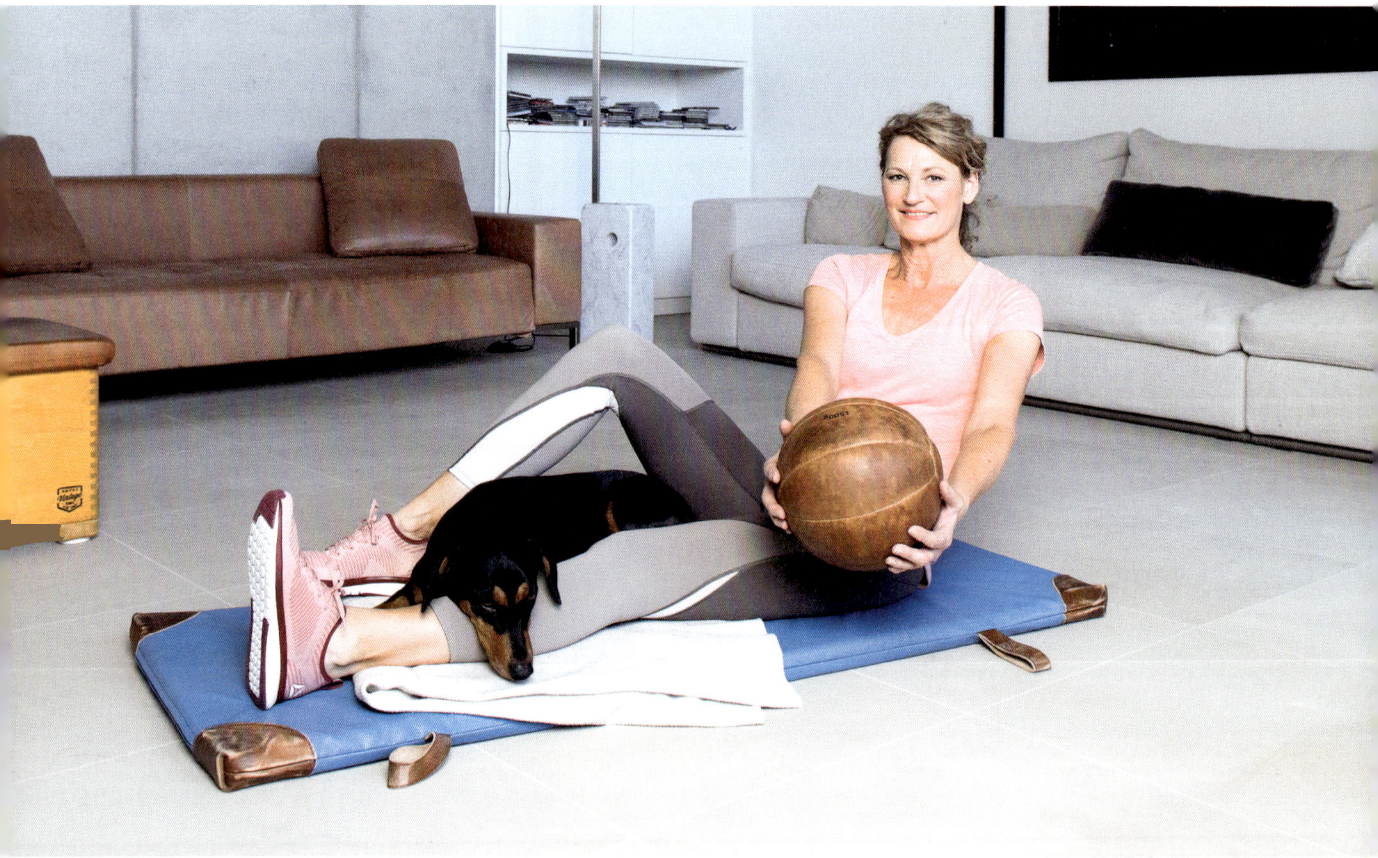

3.1.2 Die Übungen

a) Übungen für die Arme

Armkräftigung

Deine Füße stehen schulterbreit auseinander. Du nimmst das Band in beide Hände, sodass es etwa schulterbreit gespannt ist. Nun hältst du es senkrecht über den Kopf. Die Beine bleiben leicht gebeugt. Jetzt ziehst du gegen den Widerstand beide Arme gleichzeitig über dem Kopf auseinander. Führe dann die Arme wieder in die Ausgangsposition zurück.

Elastisches Übungsband

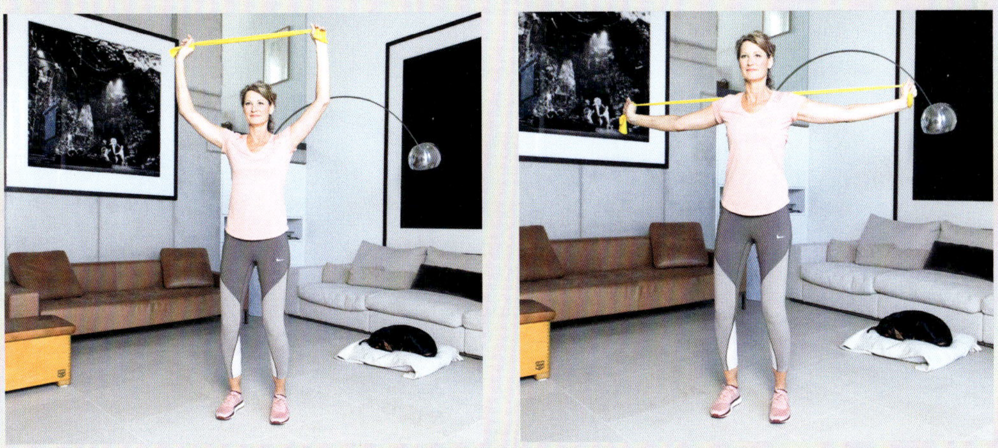

3 x 10 Wiederholungen

Arm- und Schulterkräftigung

Matte, elastisches Übungsband

Führe dein Übungsband so von hinten um den Körper, dass es um deine Taille liegt. Nun wickelst du beide Enden um deine Hände. Die Unterarme zeigen dabei im rechten Winkel nach vorne und deine Finger sind gestreckt. Jetzt legst du dich in dieser Position flach mit dem Rücken auf eine Matte. Winkle die Beine an und halte die Arme rechtwinklig am Körper. Du beginnst mit der rechten Hand, gegen den Widerstand des Bandes, den Arm schräg über die Brust zur linken Seite zu führen. Einen Moment bleibt der Arm dort. Gehe dann wieder in die Ausgangsposition zurück und wechsle die Seite.

3 x 10 Wiederholungen pro Seite

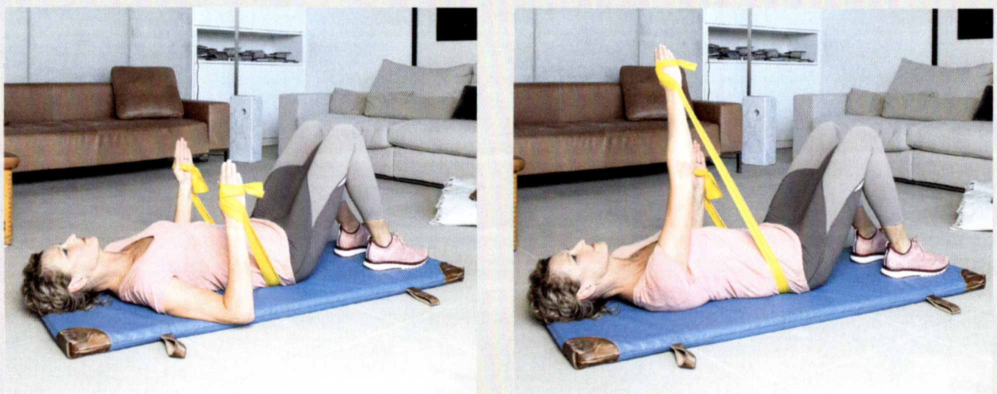

TIPP Achte auf die unterschiedlichen Stärken der Übungsbänder. Beginne zunächst mit dem leichtesten.

Bizepsdrill

Matte, elastisches Loopband

Gehe zunächst in die Ausgangsposition, indem du dich mit dem rechten Bein hinkniest. Das linke Bein stellst du auf. Mit dem Fuß trittst du in die Schlaufe des Loopbandes. Dann greifst du mit der linken Hand ebenfalls in die Schlaufe und legst deinen Unterarm auf deinen linken Oberschenkel. Nun ziehst du deinen Unterarm gegen den Widerstand des Bandes zu deinem Körper hin, verweilst dort einen Moment und bringst deinen Arm wieder in die Ausgangsposition. Dabei bleibt der Ellbogen die ganze Zeit auf deinem Oberschenkel.

3 x 10 Wiederholungen

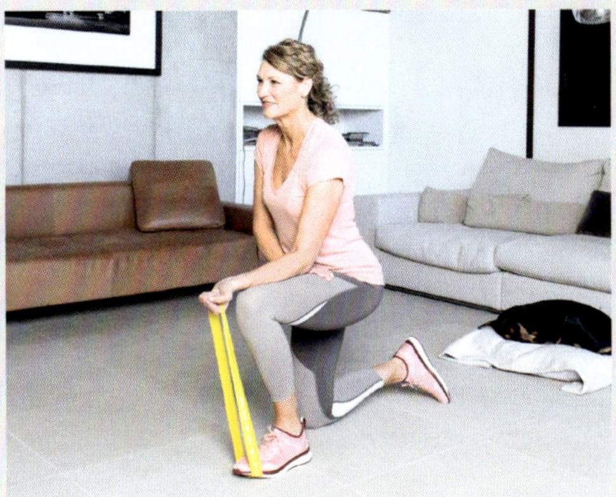

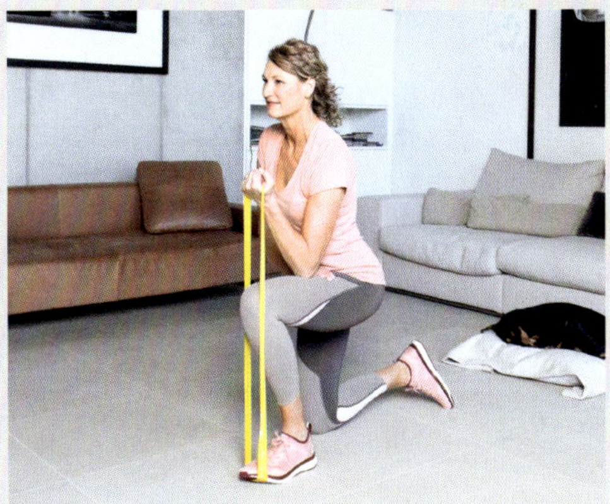

TIPP Bei zu hartem Untergrund kannst du dir eine Matte unter das Knie legen.

Kräftigung der Schultern und des Brustkorbs

Elastisches Loopband

Deine Füße stehen schulterbreit auseinander. Deine Hände führst du so in die Schlaufe des Loopbandes, dass deine Handinnenflächen nach innen gerichtet sind. Die Beine bleiben leicht gebeugt. Du bringst das Band in Spannung und hältst es im rechten Winkel vor die Brust. Nun ziehst du beide Arme gegen den Widerstand des Bandes nach außen und führst sie wieder zusammen.

3 x 10 Wiederholungen

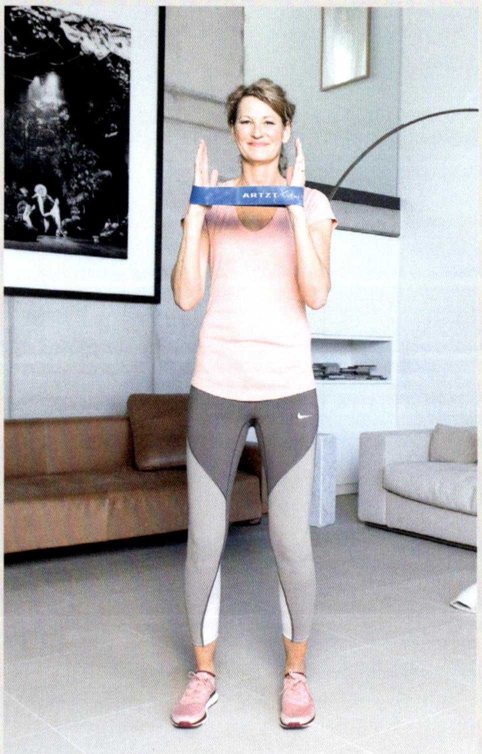

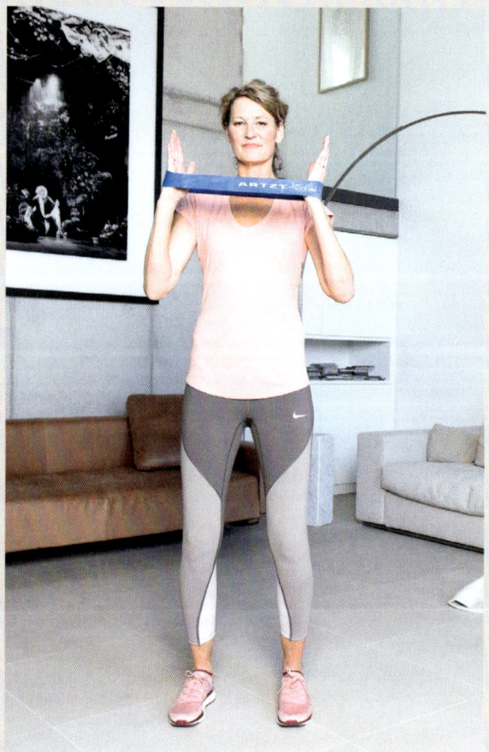

Liegestütze auf dem Fitnessball (Kräftigung der Arme und der Schultern)

Elastischer Fitnessball, auf den man sich setzen kann. Größe: ab 45 cm Durchmesser

Knie dich vor den Ball und rolle dann mit Schwung über den Ball, sodass du mit den Oberschenkeln aufliegst und sich die Arme vor dem Ball im Stütz befinden. Führe nun einen Liegestütz aus. Achte darauf, dass dein Körper angespannt ist und eine gerade Linie bildet.

3 x 10 Wiederholungen

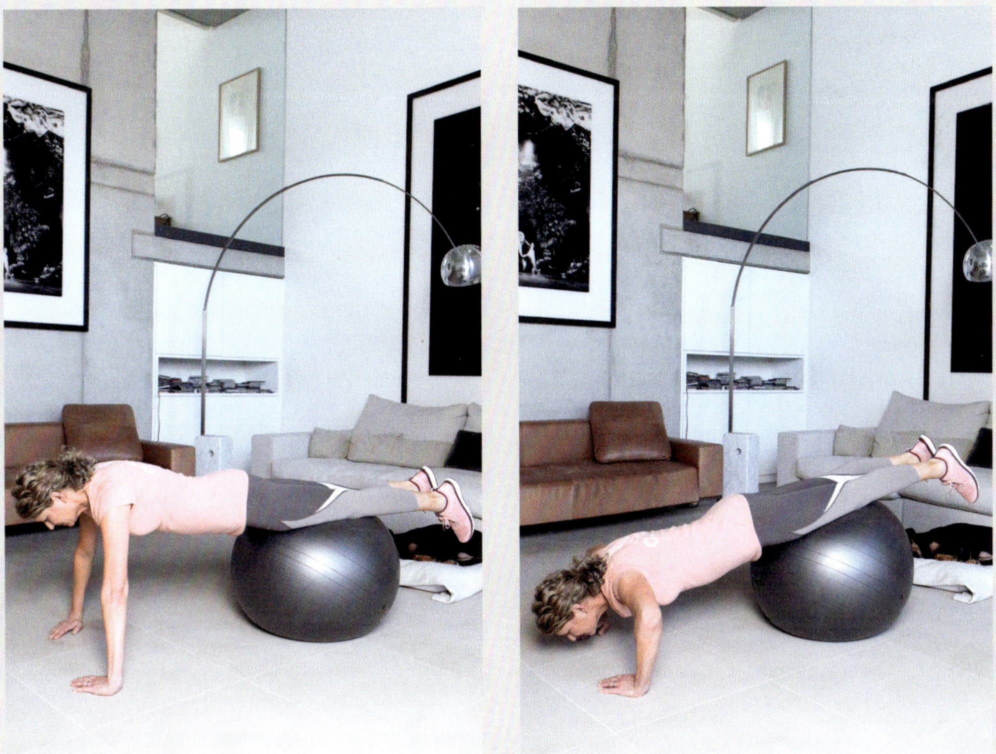

b) Rumpfmuskulatur

Bauchmuskeldrill

Matte, kleiner Gymnastikball (oder anderer Gegenstand in der Größe)

Lege einen kleinen Gymnastikball vor dir auf die Matte. Deine Beine liegen rechts neben dem Ball. Mit den Händen stützt du dich neben deinem Gesäß ab. Nun hebst du im Wechsel von rechts nach links beide Beine gleichzeitig über den Ball. Die Beine sollten dabei komplett geschlossen bleiben.

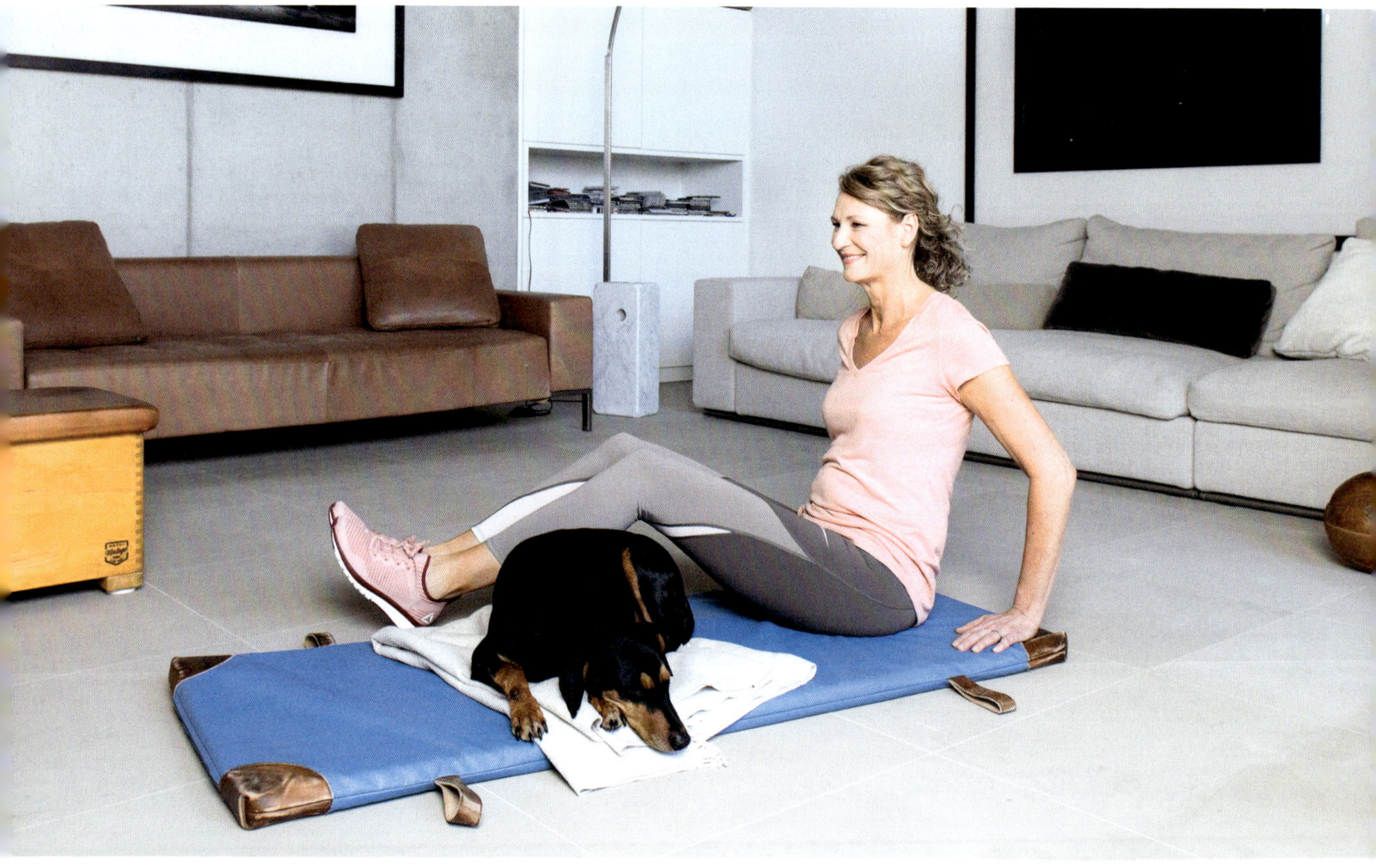

TIPP

Wenn dein Hund, in der Größe meines Hundes Penny, auf der Matte Platz genommen hat, könnt ihr die Übung gemeinsam machen. Dann hebst du deine Beine einfach über deinen Hund. Du kannst dir aber auch einen beliebigen Gegenstand in Größe eines Gymnastikballs vor dir hinlegen.

3 x 5 Wiederholungen pro Seite

VARIANTE

Um die Übung zu steigern, kannst du auch folgende Geräte verwenden:

- Einen Ball zwischen die Füße klemmen.
- Manschetten um die Fußgelenke legen.
- Mithilfe eines Loopbands beide Füße auf Spannung halten.

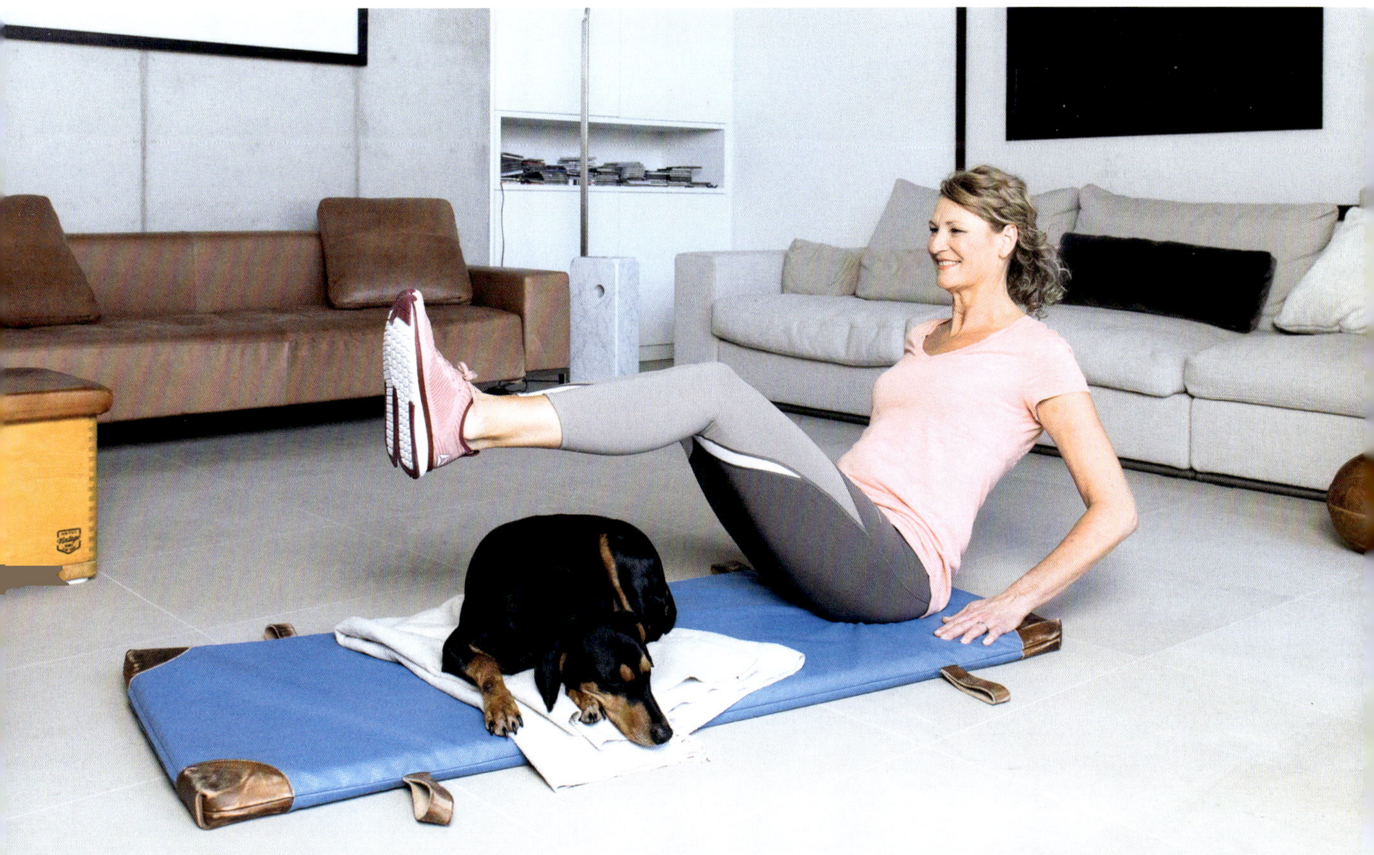

Rotation mit dem Medizinball (quere Bauchmuskulatur)

Matte, Medizinball

Setze dich mit angewinkelten Beinen auf eine Matte. Halte den Medizinball dabei vor deinem Körper. Nun drehst du dich im Wechsel mit dem Oberkörper und gleichzeitig mit dem Medizinball zur linken und zur rechten Seite.

3 x 5 Wiederholungen pro Seite

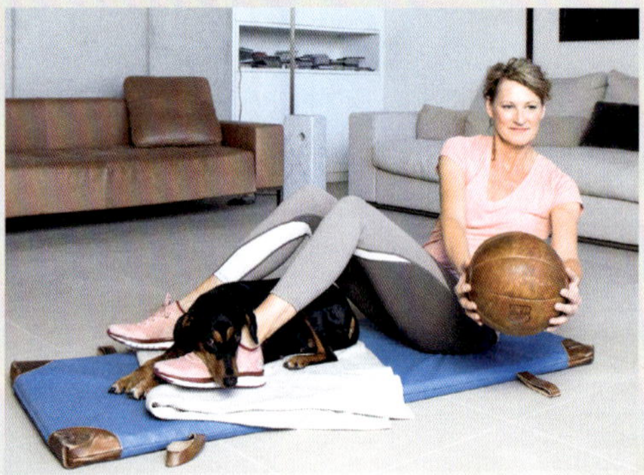

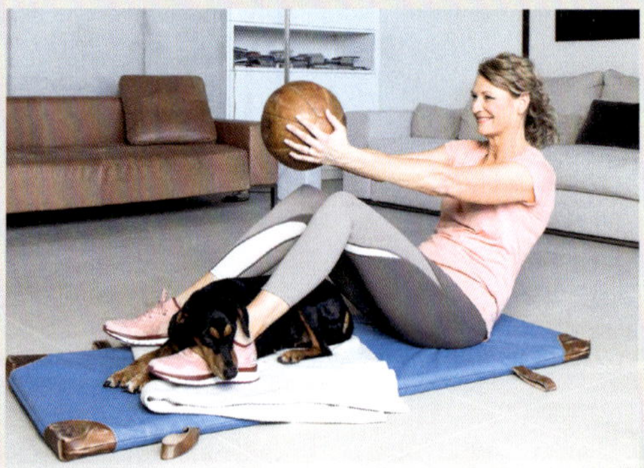

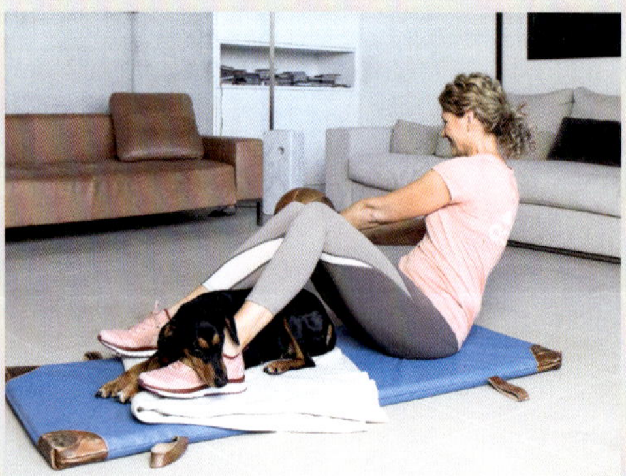

TIPP Zur Steigerung dieser Übung kannst du den Medizinball mit gestreckten Armen vor deiner Brust halten, während du deinen Oberkörper nach rechts und nach links drehst.

Situps auf dem Fitnessball (Rumpf- und Bauchmuskulatur)

Elastischer Fitnessball, auf den man sich setzen kann. Größe: ab 45 cm Durchmesser

Setze dich möglichst weit vorne auf deinen Fitnessball. Winkle deine Arme an und lege die Hände leicht hinter die Ohren. Nun senkst du den Oberkörper nach hinten ab und richtest dich gleich wieder auf. Wieder in der Anfangsposition angekommen, hältst du diese für einen Moment und senkst den Oberkörper dann wieder ab.

3 x 10 Wiederholungen

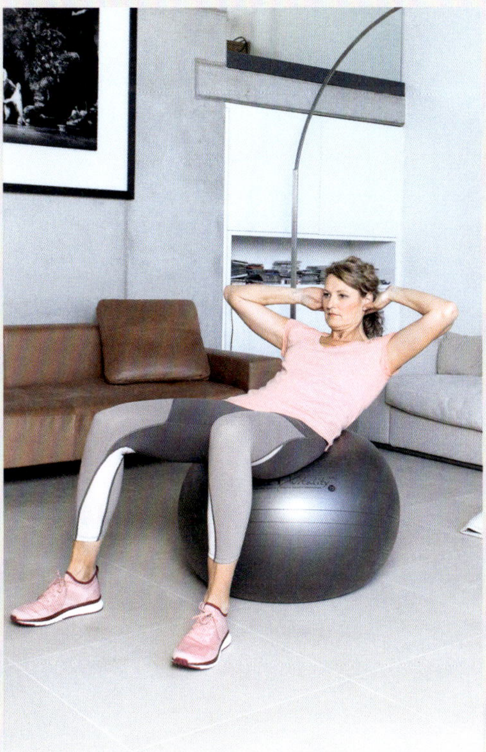

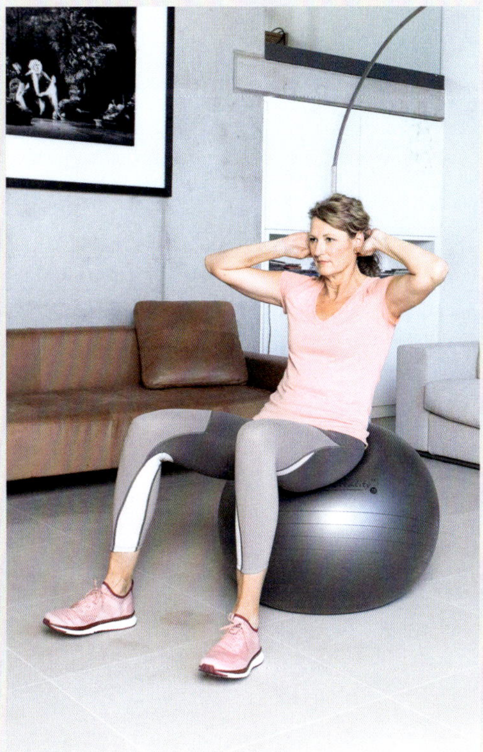

Rollen auf dem Fitnessball (Schulter- und Bauchmuskulatur)

Elastischer Fitnessball, auf den man sich setzen kann. Größe: ab 45 cm Durchmesser

Begib dich in die Liegestützposition und positioniere die Füße so auf dem Ball, dass die Beine angezogen sind. Nun streckst du die Beine nach hinten weg. Dabei gleiten die Schienbeine über den Ball. Du hältst diese Position für ein paar Sekunden und ziehst die Beine wieder an den Körper. Achte dabei darauf, dass dein Körper angespannt ist und eine gerade Linie bildet.

3 x 5 Wiederholungen

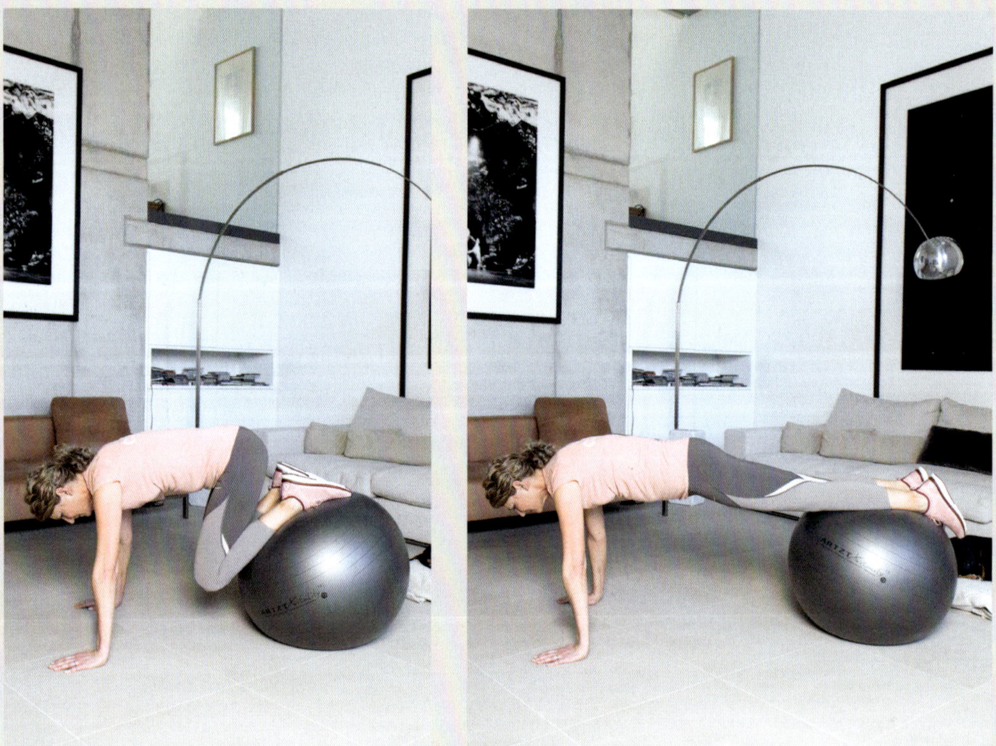

Brücke (Arm-, Bein- und Bauchmuskulatur)

Matte

Begib dich in die Sitzposition, winkle deine Beine an und stütze die Arme neben deinem Körper ab. Nun drückst du dich hoch und machst eine Brücke. Hebe dann dein Becken an und senke es wieder. Das Gesäß sollte beim Absenken den Boden nicht berühren.

3 x 10 Wiederholungen

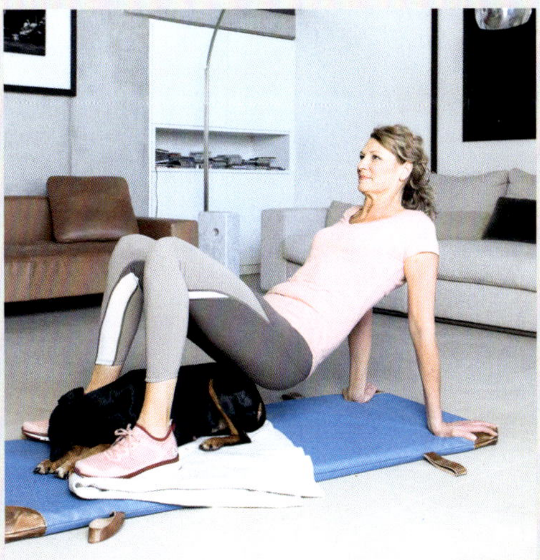

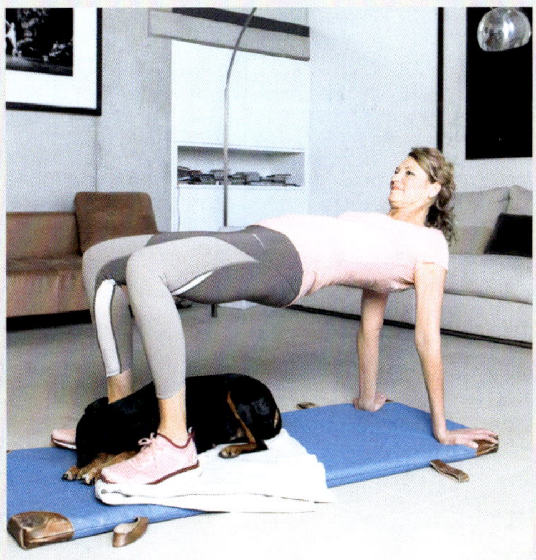

TIPP Liegt dein Hund unter dir, so wie Penny unter mir, ist dies ein prima Maßstab für die Höhe, bis wo du dein Gesäß absenken darfst.

Trizepsdrücken (Rumpf- und Rückenmuskulatur)

Matte, elastisches Übungsband

Lege dein Übungsband auf eine Matte, sodass die Mitte des Bandes auf der Matte liegt. Danach setzt du dich auf das Übungsband und nimmst beide Enden in die Hand. Dabei führst du das Band hinter deinen Rücken und hältst die Enden auf Kopfhöhe. Deine Beine sind gestreckt. Du richtest dich so weit auf, dass der Rücken ganz gerade ist. Nun ziehst du das Band nur aus den Unterarmen in Richtung Decke, verweilst dort einen Moment und senkst die Unterarme wieder auf Kopfhöhe.

3 x 10 Wiederholungen

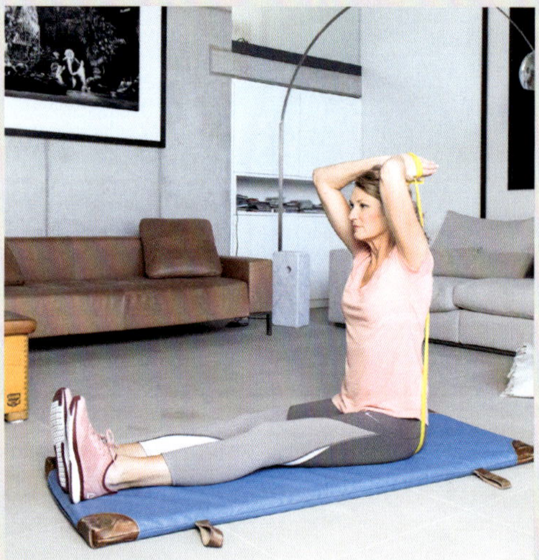

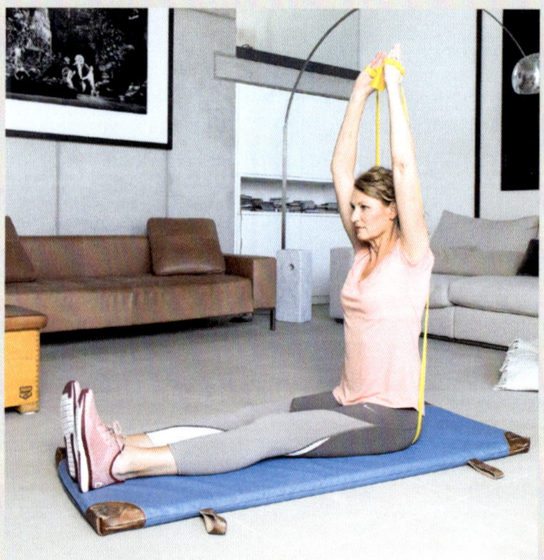

TIPP Abwechslung bringt die Variante mit einem Medizinball. Dabei nimmst du den Ball ebenfalls hinter den Kopf und führst ihn bis auf Schulterhöhe hinter deinen Rücken.

Balltippen (Rumpf-und Rückenmuskulatur)

Geräte: Matte, kleiner Gymnastikball

Lege dich mit dem Bauch auf eine Matte. Nimm den Gymnastikball in beide Hände und strecke deine Arme nach vorne ganz aus. Dann hebst du deinen Oberkörper an und legst den Ball im Wechsel rechts und links ab. Achte darauf, dass du den Boden nur kurz berührst, und dass du dich gerade so weit mit dem Oberkörper abhebst, dass du nicht zur sehr ins Hohlkreuz gerätst.

3 x 5 Wiederholungen pro Seite

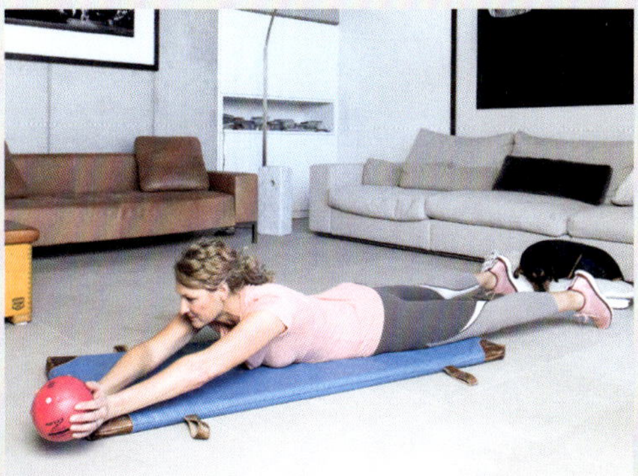

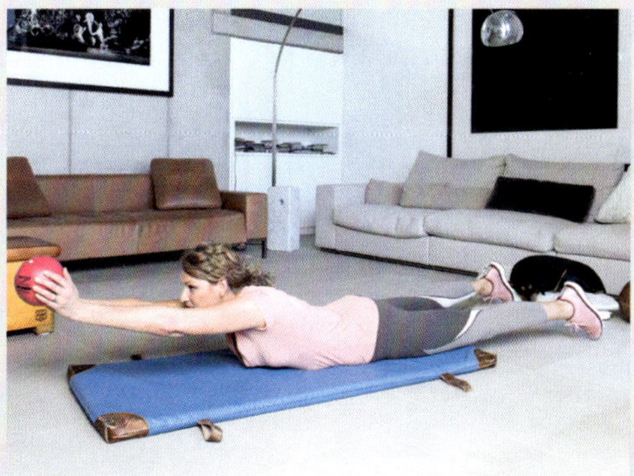

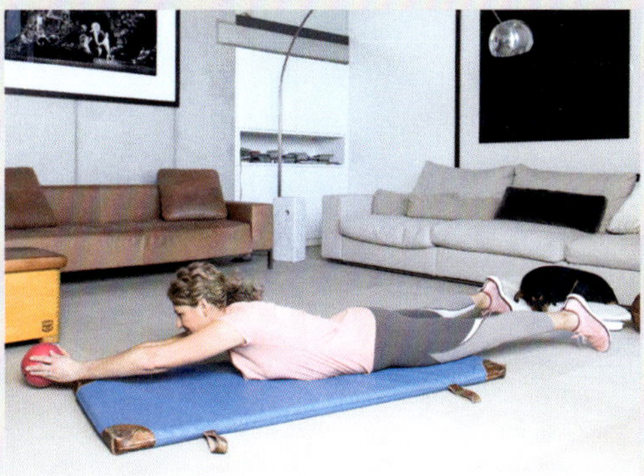

TIPP Du kannst auch weitere Geräte, wie Manschetten um die Handgelenke, das Loopband oder auch zur Steigerung der Übung einen Medizinball, verwenden.

Kreisen in der Plankstellung (Rumpf- und Bauchmuskulatur)

Matte

Begib dich zunächst in den Unterarmstütz. Nun strecke deine Beine nach hinten aus und versuche, deinen Körper in eine stabile Haltung zu bringen. Versuche anschließend, mit der Körpermitte einen Kreis zu beschreiben. Erst linksherum und danach rechtsherum. Achte darauf, dass du in der Körpermitte stabil bleibst und der Rumpf angespannt ist.

3 x 5 Wiederholungen pro Seite

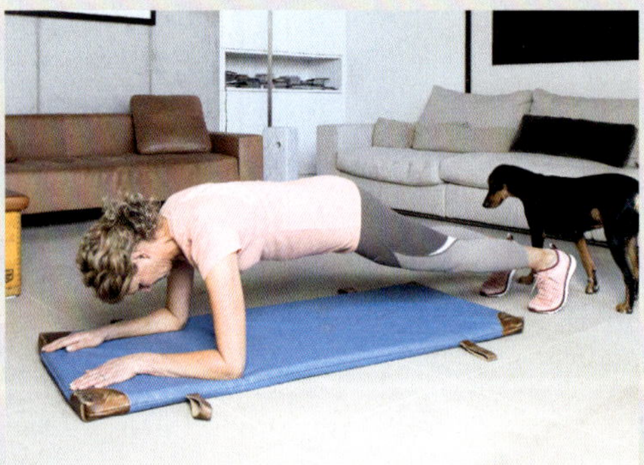

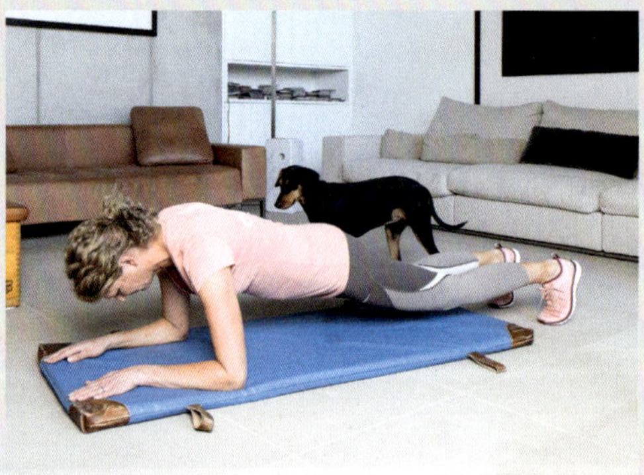

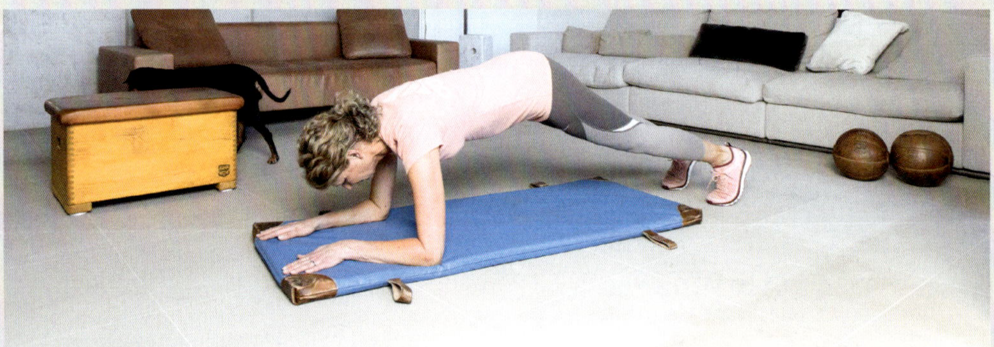

Vom Liegestütz in den Seitstütz (Rumpfmuskulatur und seitliche Muskulatur)

Matte

Die Ausgangsposition ist der Liegestütz. Kopf, Körper und Beine sollten eine Linie ergeben. Bringe den Körper in eine stabile Haltung. Nun drehe den Körper nach links und hebe den linken Arm dabei nach links oben. Achte darauf, dass der Arm dabei gestreckt ist. Gehe dann wieder in die Ausgangsposition zurück und wechsle die Seite.

3 x 5 Wiederholungen pro Seite

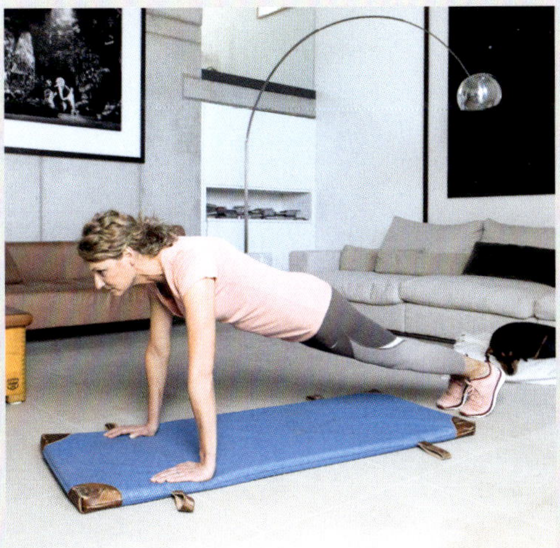

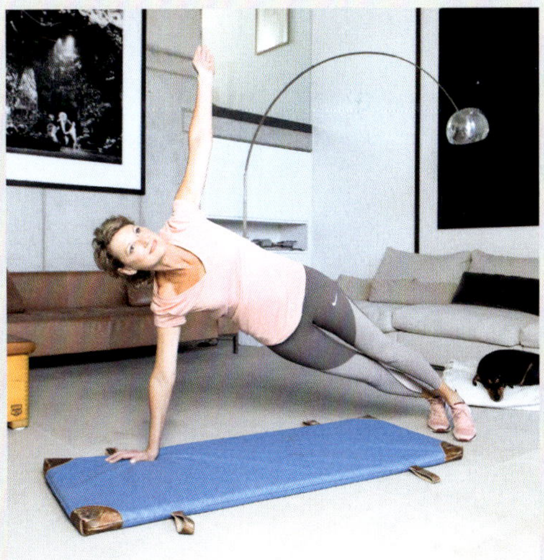

Liegestütz mit Beinwechsel (Rumpf- und quere Bauchmuskulatur)

Matte

Die Ausgangsposition ist der Liegestütz. Kopf, Körper und Beine sollten eine Linie ergeben. Nun hebst du im Wechsel dein linkes Bein gestreckt über das rechte Bein, sodass sie über Kreuz sind. Dein Unterkörper folgt dieser Bewegung und dreht sich leicht mit.

3 x 5 Wiederholungen pro Seite

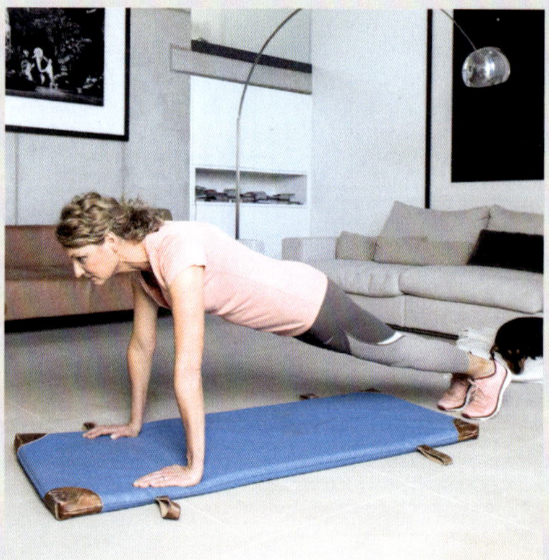

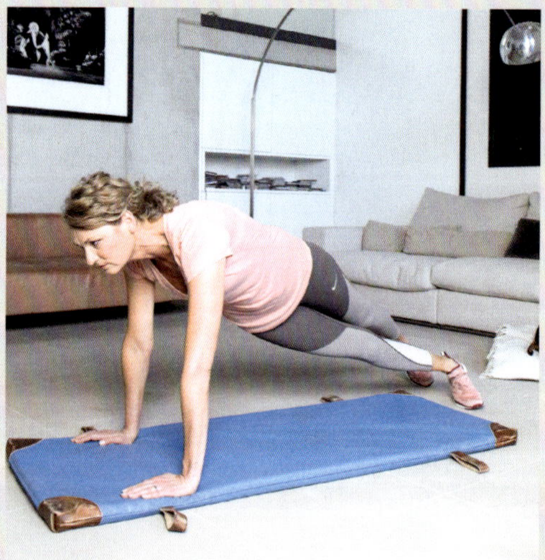

Climbers

Matte

Begib dich zunächst in die Liegestützposition. Nun versuchst du, dein rechtes Bein so weit wie möglich vorne anzuwinkeln. Danach wechselst du das Bein. Die Hände bleiben dabei auf dem Boden.

3 x 5 Wiederholungen pro Seite

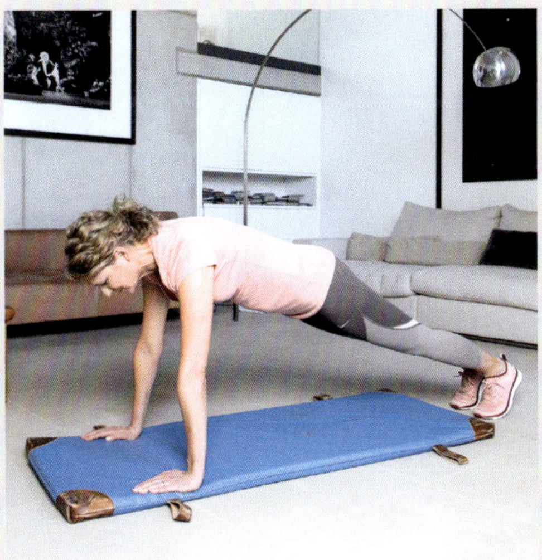

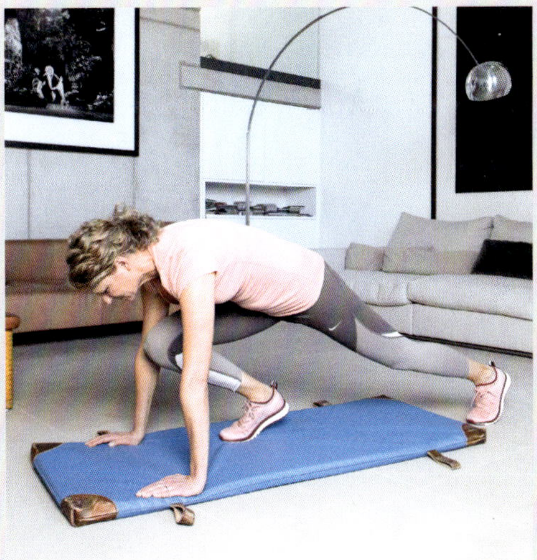

VARIANTE Zur Erschwerung der Übung kannst du auch Gewichtsmanschetten am Fußgelenk tragen.

Übung: Rumpfbeugen (seitliche Muskulatur und Armmuskulatur)

Elastisches Übungsband

Du stellst dich mit deinen Füßen schulterbreit auf ein Ende deines Übungsbandes. Um deine rechte Hand wickelst du nun das andere Ende des Bandes. Gegen den Widerstand des Bandes ziehst du nun deinen rechten Arm an der Seite hoch, führst den Arm nach links über den Kopf und beugst gleichzeitig deinen Oberkörper ebenfalls zur linken Seite. Nach einigen Wiederholungen wechselst du die Seite.

3 x 10 Wiederholungen pro Seite

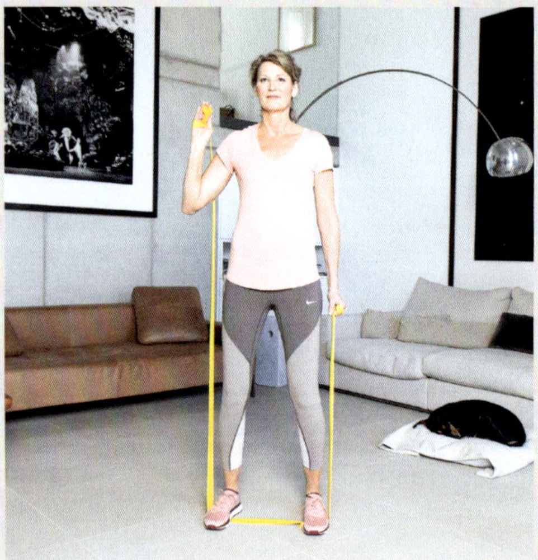

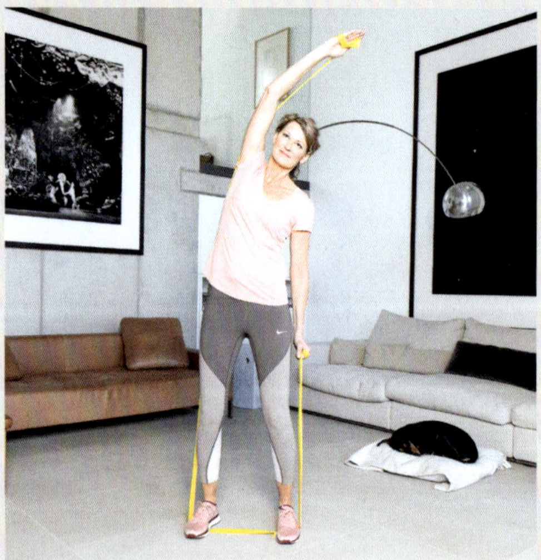

VARIANTE **Ball:** Nimm den Ball in beide Hände und neige ihn im Wechsel über deinem Kopf nach rechts und links.

c) Übungen für die Beine

Ausfallschritt (Adduktoren, Arm- und Beinmuskulatur)

Elastisches Übungsband

Zunächst stellst du dich aufrecht hin. Deine Füße stehen dabei schulterbreit auseinander. Das Übungsband hast du um deinen Fuß sowie um deine beiden Hände gewickelt. Die Arme hältst du dabei im 90°-Winkel vor deinem Körper. Nun machst du einen großen Schritt nach vorne und führst deine Hände links und rechts neben deinen Kopf. Danach gehst du wieder in die Ausgangsposition und führst deine Hände wieder vor deinen Körper auf Hüfthöhe. Nach 3-5 Wiederholungen wechselst du die Seite. Nun kommt das andere Bein zum Einsatz!

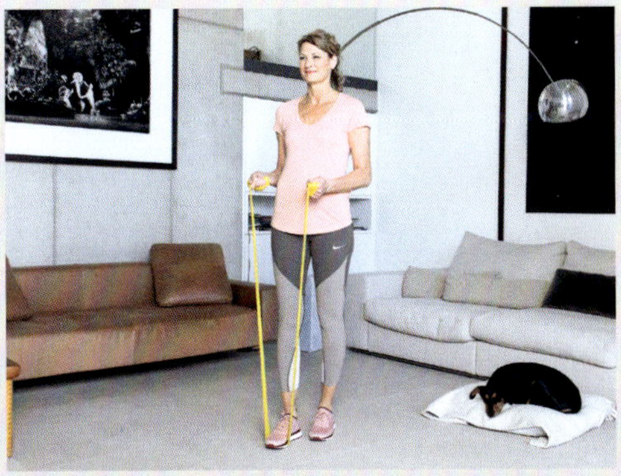

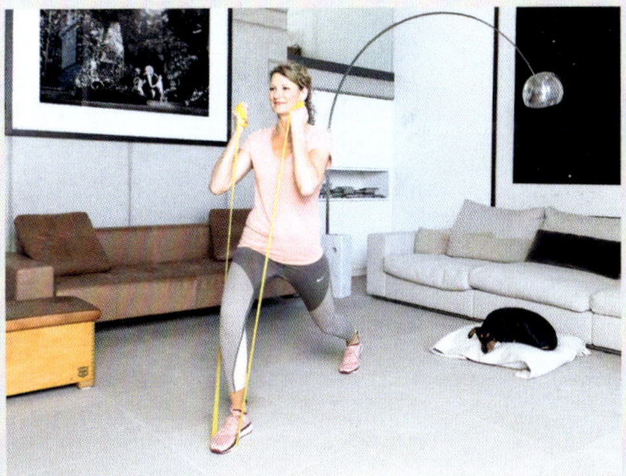

3 x 5 Wiederholungen pro Seite

TIPP Als Anfänger solltest du bei dieser Übung lieber etwas weniger Wiederholungen machen. Auch solltest du noch nicht so tief gehen, weil der Muskelkater sonst zu stark wird. Später kann die Wiederholungszahl behutsam gesteigert werden.

Kniebeugen mit dem elastischen Übungsband (Bein- und Oberschenkelmuskulatur)

Elastisches Übungsband

Deine Füße stehen schulterbreit auseinander. Du hast die Enden des Bandes um deine Hände gewickelt und führst das Übungsband von hinten über die Schultern. Zeitgleich stehst du mit beiden Füßen auf dem Übungsband. Nun gehst du in die Kniebeuge und schiebst zeitgleich dein Gesäß nach hinten. Somit bringst du dein Band auf Spannung. Versuche nun, dich gegen den Widerstand des Bandes aufzurichten. Die Beine sollten am Ende leicht gebeugt bleiben.

3 x 10 Wiederholungen

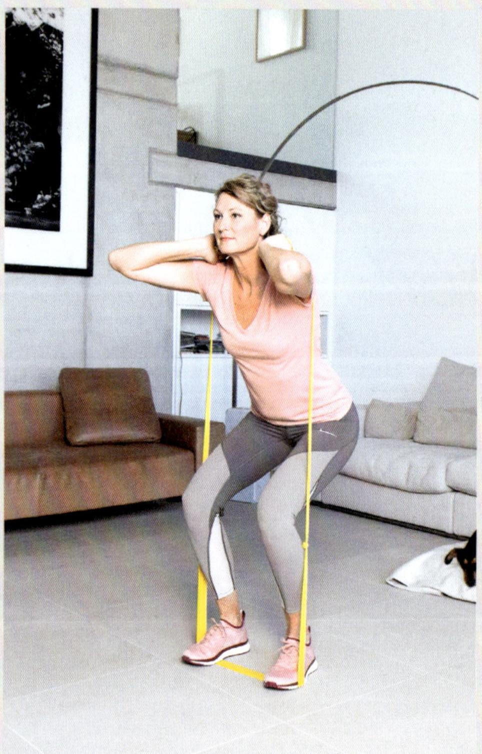

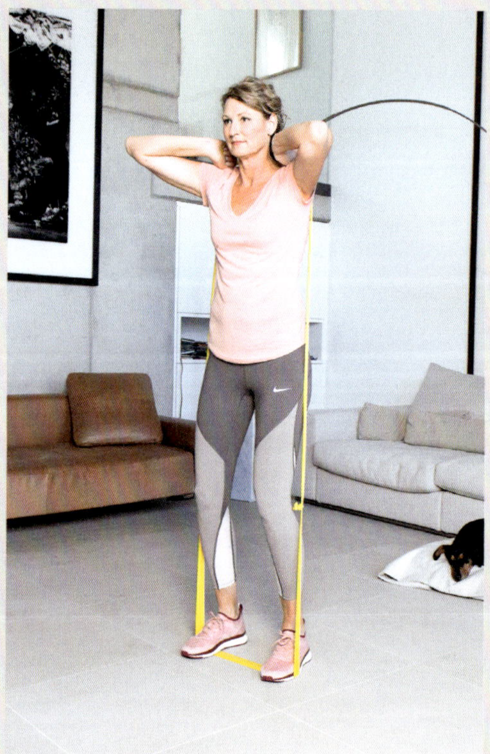

Die Beine spreizen gegen Widerstand (Beinmuskulatur, Knie, Hüfte und Gesäßmuskulatur)

Elastisches Loopband

Deine Beine umspannen das Loopband. Stütze deine Hände auf das Becken. Verlagere dein Körpergewicht auf das rechte Bein. Nun spreizt du gegen den Widerstand des Loopbandes dein linkes Bein nach links zur Seite ab und führst es wieder zurück zur Ausgangsposition. Dann wechselst du die Seite.

3 x 5 Wiederholungen pro Seite

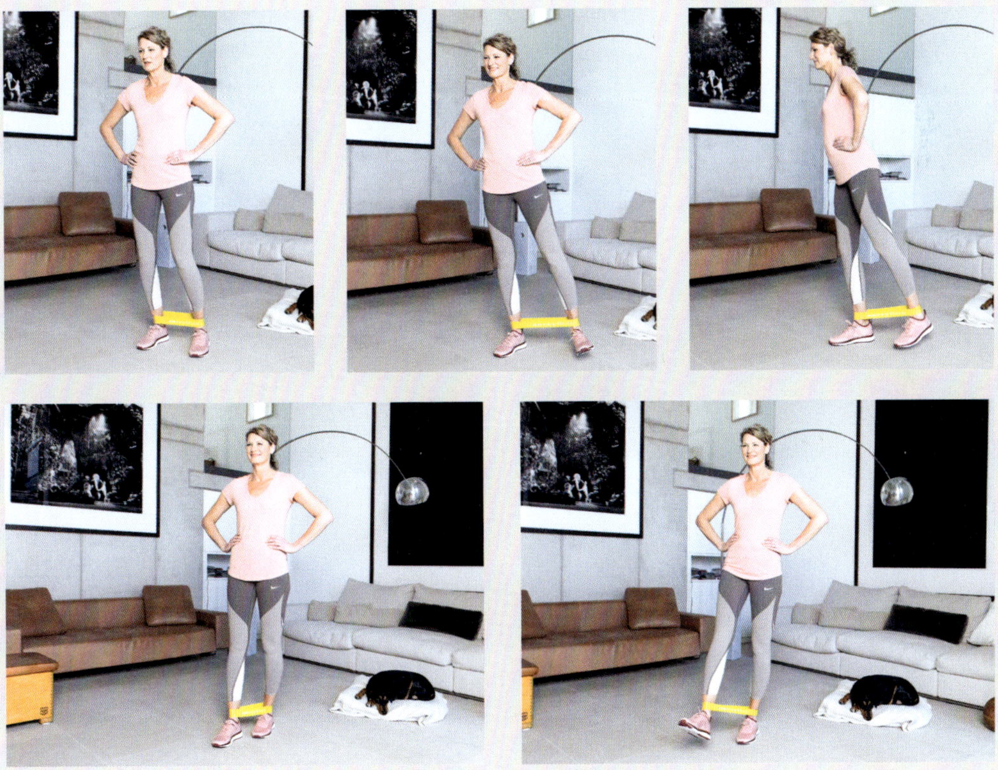

Beinheber gegen Widerstand (Bein-, Oberschenkel- und Armmuskulatur)

Elastisches Übungsband

Die Mitte deines Übungsbandes wickelst du so um deinen Fuß, dass du noch gleichmäßig lange Enden in der Hand hast. Die legst du vor dir auf den Boden und trittst mit dem linken Fuß etwa schulterbreit auf das Band. Mit der linken Hand nimmst du beide Enden auf und wickelst sie um deine Hand. Nun setzt du deinen rechten Fuß etwas nach hinten, holst damit etwas Schwung und führst dein Bein angewinkelt hoch, bis du ca. 90° erreicht hast, nach vorne und lässt es wieder fallen. Deine Arme schwingst du dabei gegengleich jeweils nach vorne und nach hinten.

3 x 5 Wiederholungen pro Seite

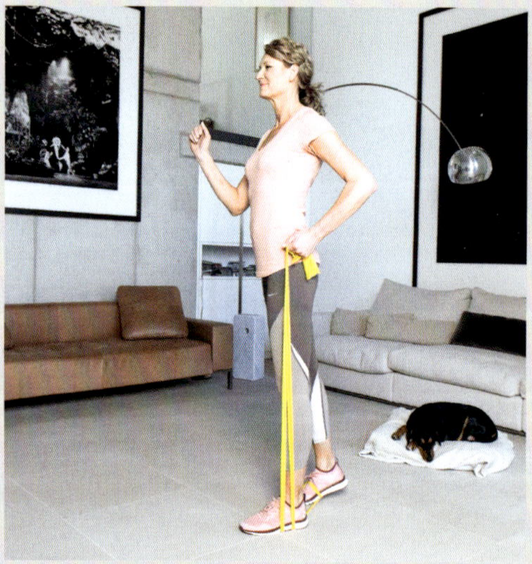

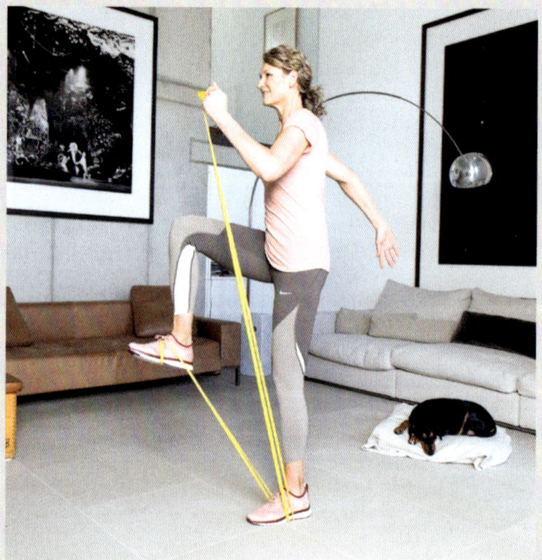

VARIANTE Du kannst diese Übung auch mit Gewichtsmanschetten am Fußgelenk und Handgelenk durchführen.

Das Bein anfersen gegen einen Widerstand (hintere Oberschenkelmuskulatur)

Elastisches Übungsband

Wickle dein Übungsband einmal um dein rechtes Fußgelenk. Mit deinem linken Fuß stellst du dich auf die anderen beiden gleich langen Enden. Jetzt stehst du in etwa schulterbreit auseinander. Mit deiner linken Hand nimmst du die beiden übrig gebliebenen Enden auf und wickelst sie um deine Hand. Dann ferst du dein rechtes Bein gegen den Widerstand des Bandes an und setzt es wieder ab. Nach mehreren Wiederholungen wechselst du das Bein.

3 x 5 Wiederholungen pro Seite

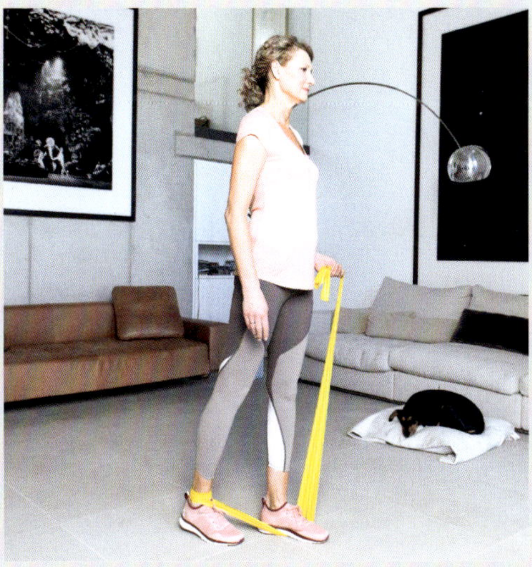

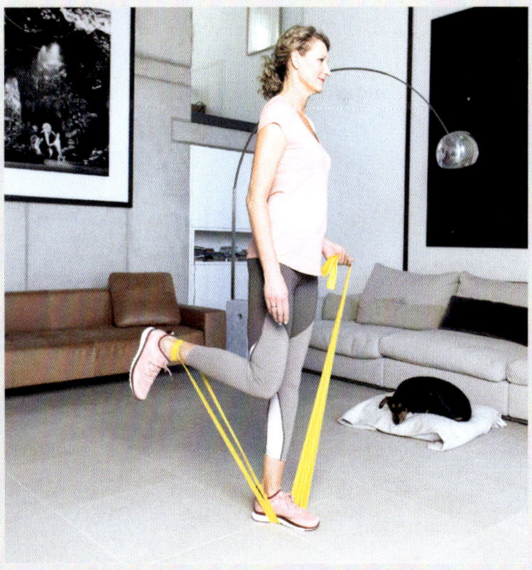

TIPP Zur Verstärkung der Übung kannst du ein härteres Band wählen. Du erhältst die Übungsbänder in 3-4 unterschiedlichen Härtegraden.

VARIANTE Gewichtsmanschetten am Fußgelenk.

Die Beine gegen Widerstand anwinkeln (hintere Oberschenkelmuskulatur)

Matte, elastisches Loopband

Steige mit beiden Füßen in dein Loopband. Lege dich nun mit dem Bauch auf eine Matte. Dabei legst du deine Hände angewinkelt vor dich hin, sodass du auf deinen Ellbogen leicht aufgestützt bist. Den Oberkörper hebst du ein wenig an. Nun winkelst du dein rechtes Bein gegen den Widerstand des Bandes an. Nach einigen Wiederholungen wechselst du das Bein.

3 x 5 Wiederholungen pro Seite

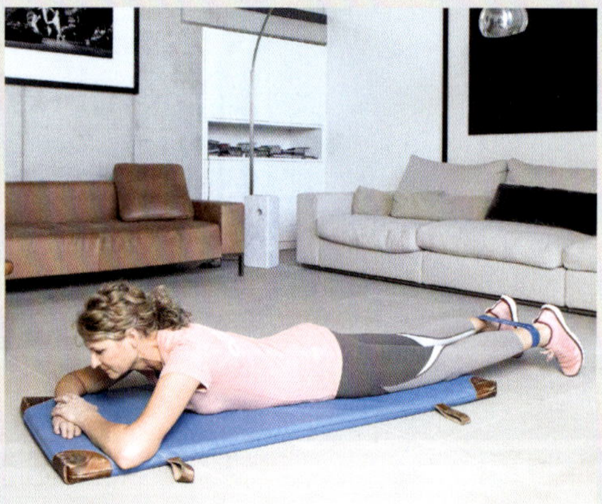

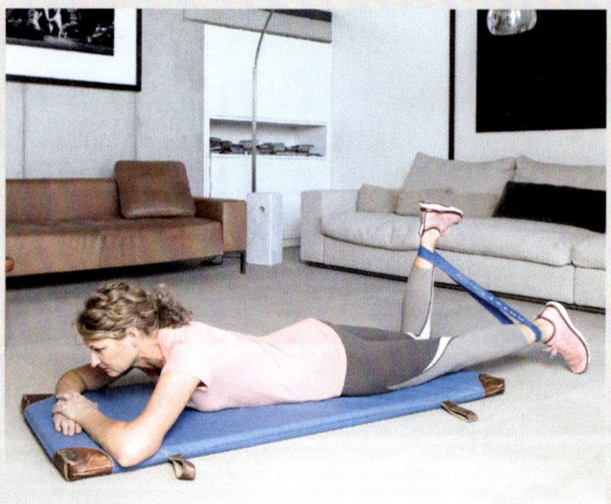

TIPP Das Band hält am besten auf nackter Haut!

VARIANTE Gewichtsmanschetten am Fußgelenk.

Beinpresse (Oberschenkelmuskulatur)

Matte, elastisches Übungsband

Die Mitte deines Übungsbandes wickelst du um beide Füße. Nun legst du dich mit deinem Rücken auf eine Matte. Nun winkelst du deine Beine an, bringst das Band auf beiden Seiten auf Spannung und wickelst beide Enden um deine Hände. Danach drückst du beide Beine gegen Widerstand des Bandes schräg nach oben. Die Beine dabei leicht gebeugt (20°) in dieser Position halten und wieder anwinkeln.

3 x 10 Wiederholungen pro Seite

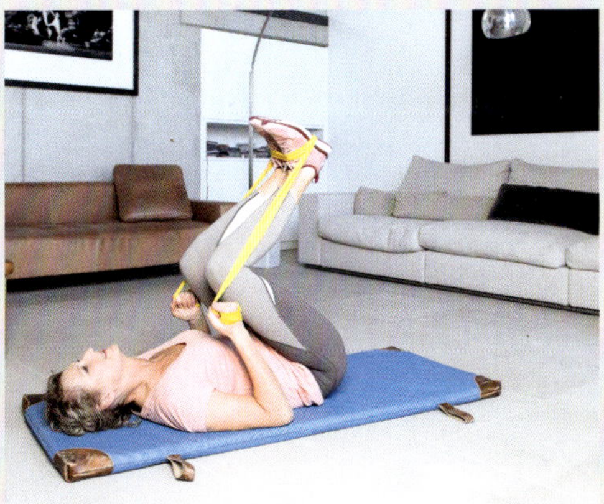

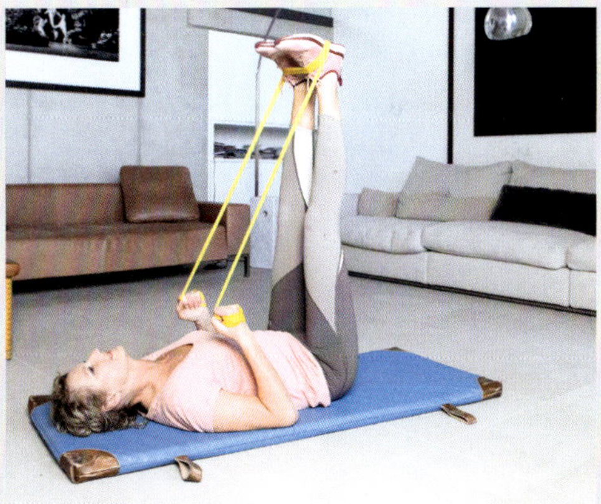

VARIANTE Gewichtsmanschetten am Fußgelenk.

Beinstrecker im Vierfüßlerstand (Bein- und hintere Oberschenkelmuskulatur sowie Gesäßmuskulatur)

Matte, elastisches Übungsband

Die Mitte deines Übungsbandes wickelst du um deinen linken Fuß. Dann gehst du in den Vierfüßlerstand. Um deine Hände wickelst du nun die beiden Enden des Bandes. Nun streckst du das linke Bein gegen den Widerstand des Bandes nach hinten aus. Dabei sollten Kopf, Rumpf und Beine eine gerade Linie bilden. Halte diese Position eine kurze Zeit und kehre dann in die Ausgangsposition zurück. Nach ein paar Wiederholungen wechselst du das Bein.

3 x 10 Wiederholungen pro Seite

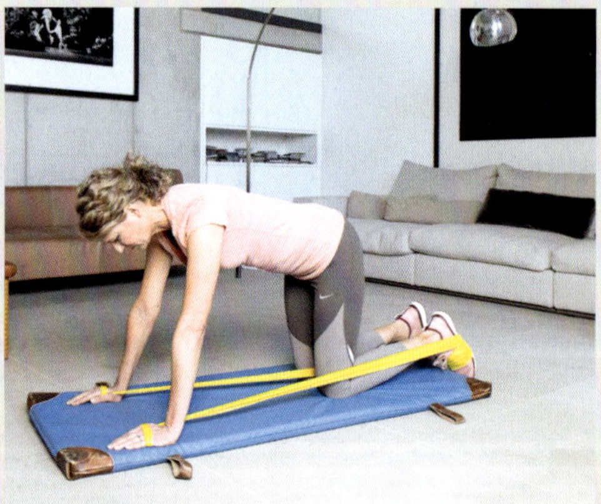

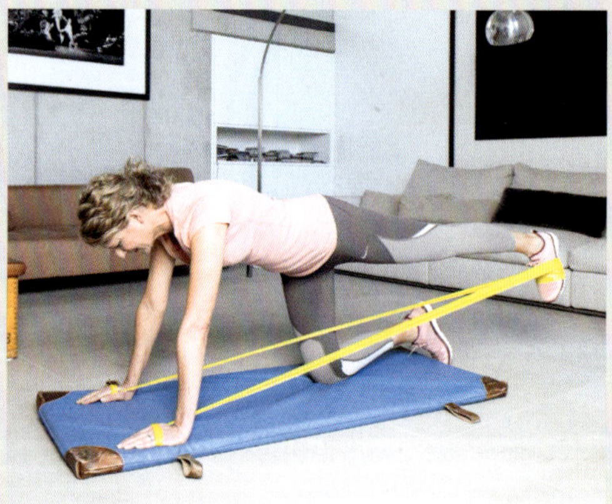

VARIANTE Gewichtsmanschetten am Fußgelenk.

Die Beine strecken und anwinkeln im Vierfüßlerstand (Bein- und Gesäßmuskulatur)

Matte

Deine Ausgangsposition ist der Vierfüßlerstand. Nun streckst du das linke Bein nach hinten aus. Gleichzeitig winkelst du dein Bein an und hebst es zur Seite an. Dann ziehst du es wieder zum Körper hin an. Die unterschiedlichen Positionen sollen einen Bewegungsablauf ergeben. Nach ein paar Wiederholungen wechselst du das Bein.

3 x 5 Wiederholungen pro Seite

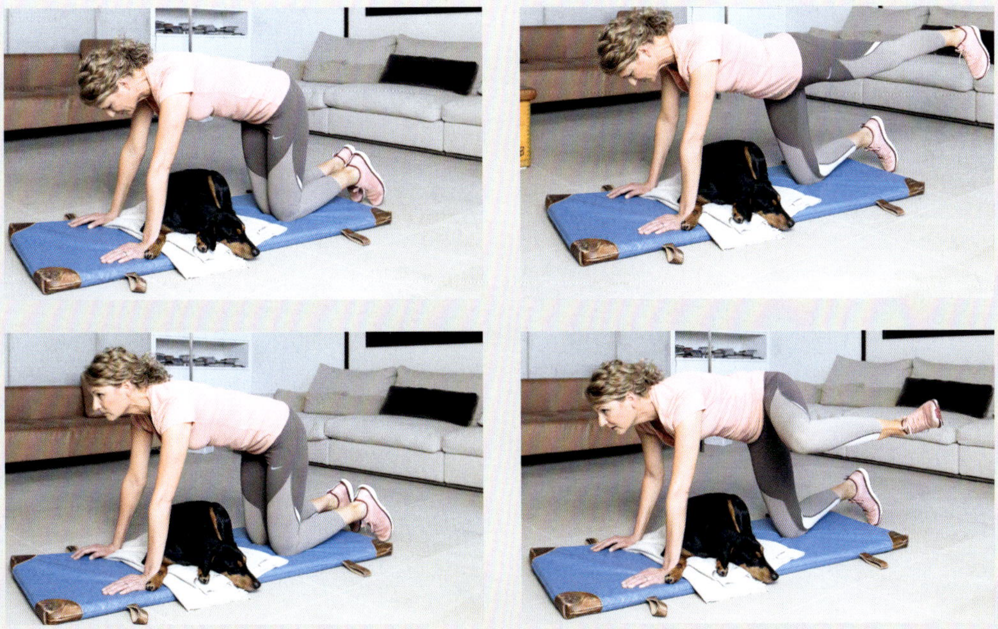

VARIANTE Gewichtsmanschetten am Fußgelenk.

d) Übungen mit der Faszienrolle

Mit der Faszienrolle fördert man die Entspannung und Regeneration der beanspruchten Muskulatur und beschleunigt den Abtransport von Stoffwechselendprodukten.

Die Waden mit der Faszienrolle abrollen

Faszienrolle

Lege deine Unterschenkel kurz über der Achillessehne auf die Faszienrolle. Stütze dich mit deinen Armen nach hinten ab. Nun rollst du mit deinen Waden nach vorne über die Rolle, indem du dich mit deinen Armen nach vorne abdrückst.

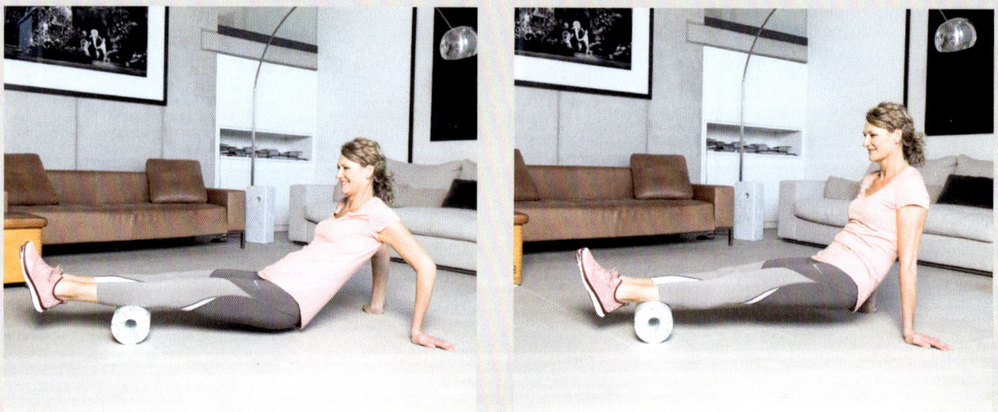

10 Wiederholungen oder 90-120 Sekunden

TIPP Bei Schmerzen jeglicher Art sollte die Übung sofort abgebrochen werden.

Die Oberschenkel seitlich auf der Faszienrolle abrollen

Faszienrolle

Lege deinen linken Oberschenkel seitlich, kurz über der Kniekehle, auf die Faszienrolle. Dein rechtes Bein kreuzt du über dein linkes Bein. Mit der linken Hand stützt du dich ab und die rechte Hand legst du in die Taille. Nun rollst du mit deinem Oberschenkel nach unten über die Rolle, indem du dich mit deinem linken Arm nach unten abdrückst.

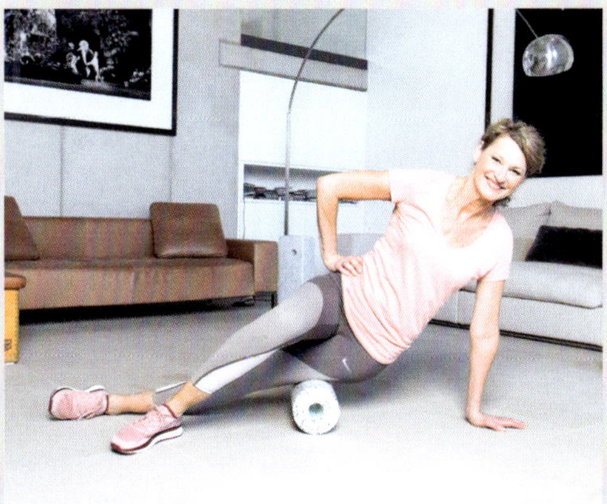

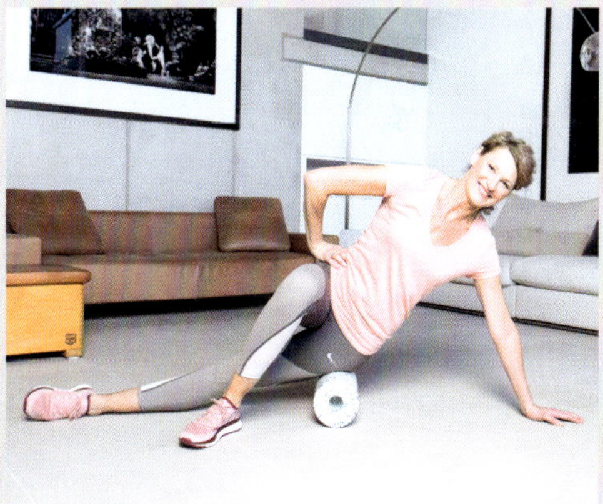

10 Wiederholungen pro Seite oder 90-120 Sekunden

TIPP Bei Schmerzen jeglicher Art sollte die Übung sofort abgebrochen werden.

Den Rücken mit der Faszienrolle abrollen

Faszienrolle

Stelle dich mit dem Rücken vor eine Wand. Nun nimmst du die Faszienrolle zwischen Wand und unteren Rücken und klemmst diese ein. Deine Arme legst du über Kreuz auf deine Brust. Die Füße stellst du 0,5 m schulterbreit von der Wand weg. Jetzt gehst du langsam in die Kniebeuge, bis Wade und Oberschenkel 90° ergeben. Halte diese Position einen Moment und gehe dann wieder zurück in die Ausgangsposition.

10 Wiederholungen oder 90-120 Sekunden

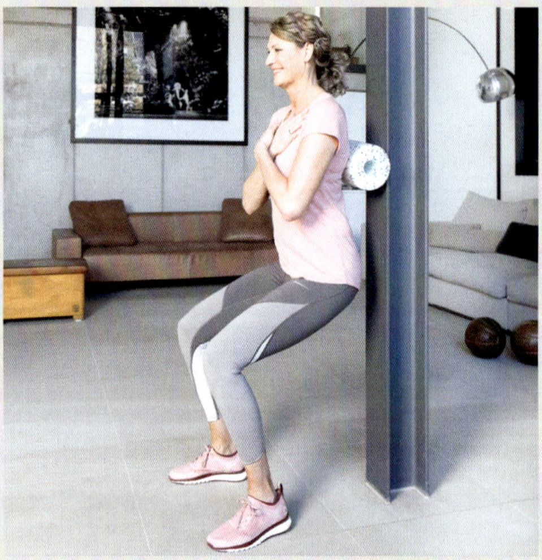

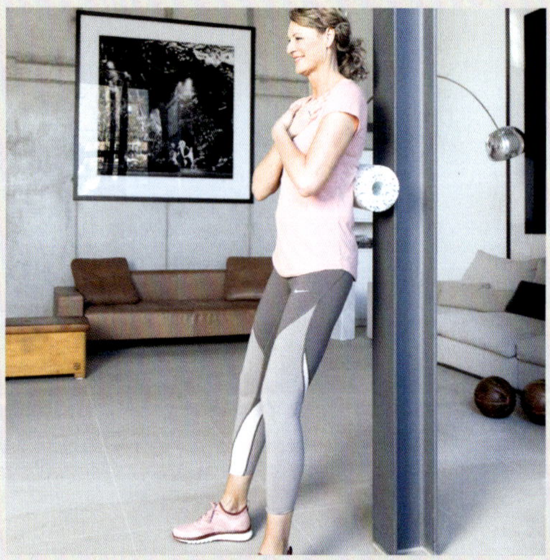

TIPP Bei Schmerzen jeglicher Art sollte die Übung sofort abgebrochen werden. Je nachdem, wo du die Rolle positionierst, kannst du deinen unteren oder deinen oberen Rücken und deine Schultern bearbeiten.

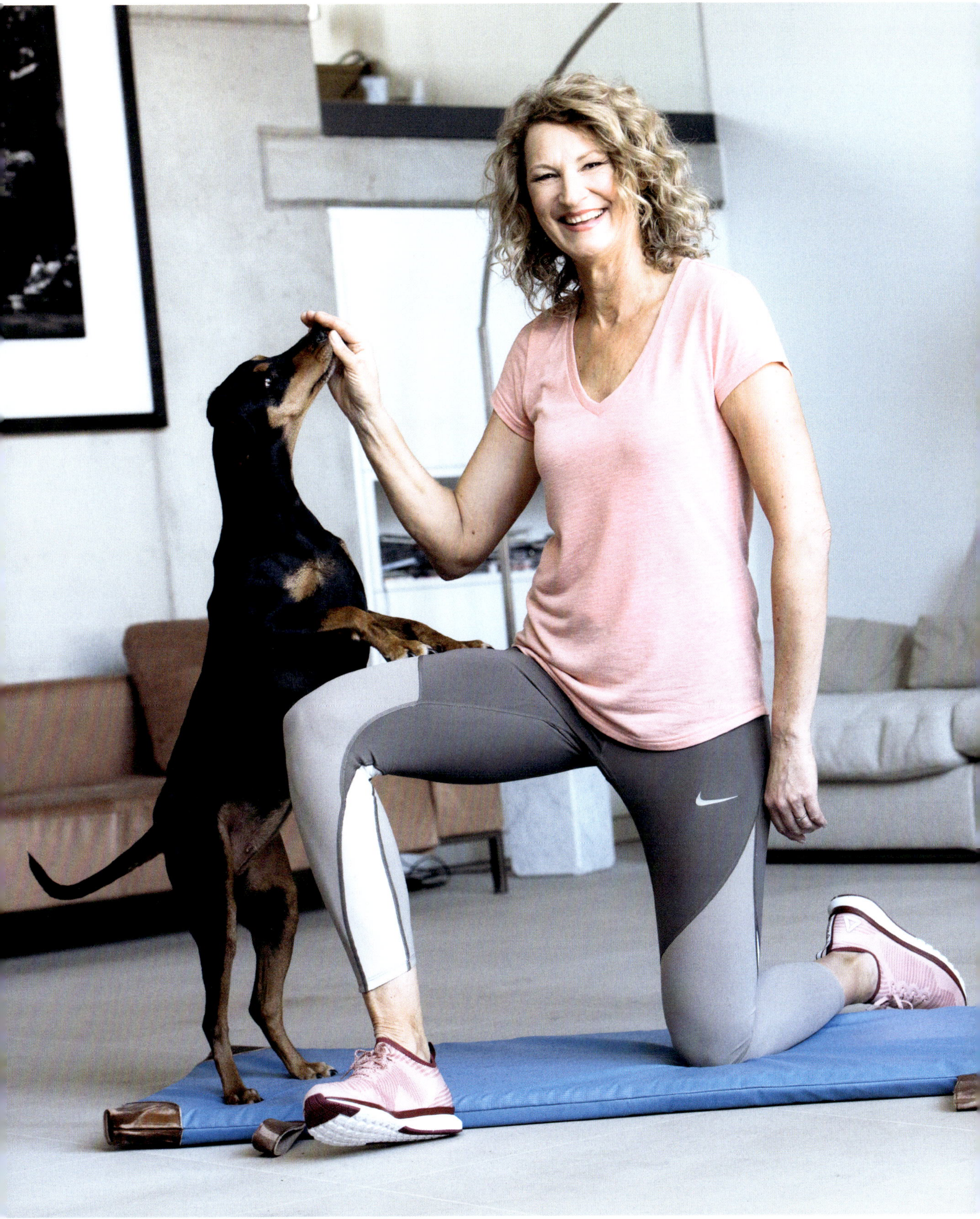

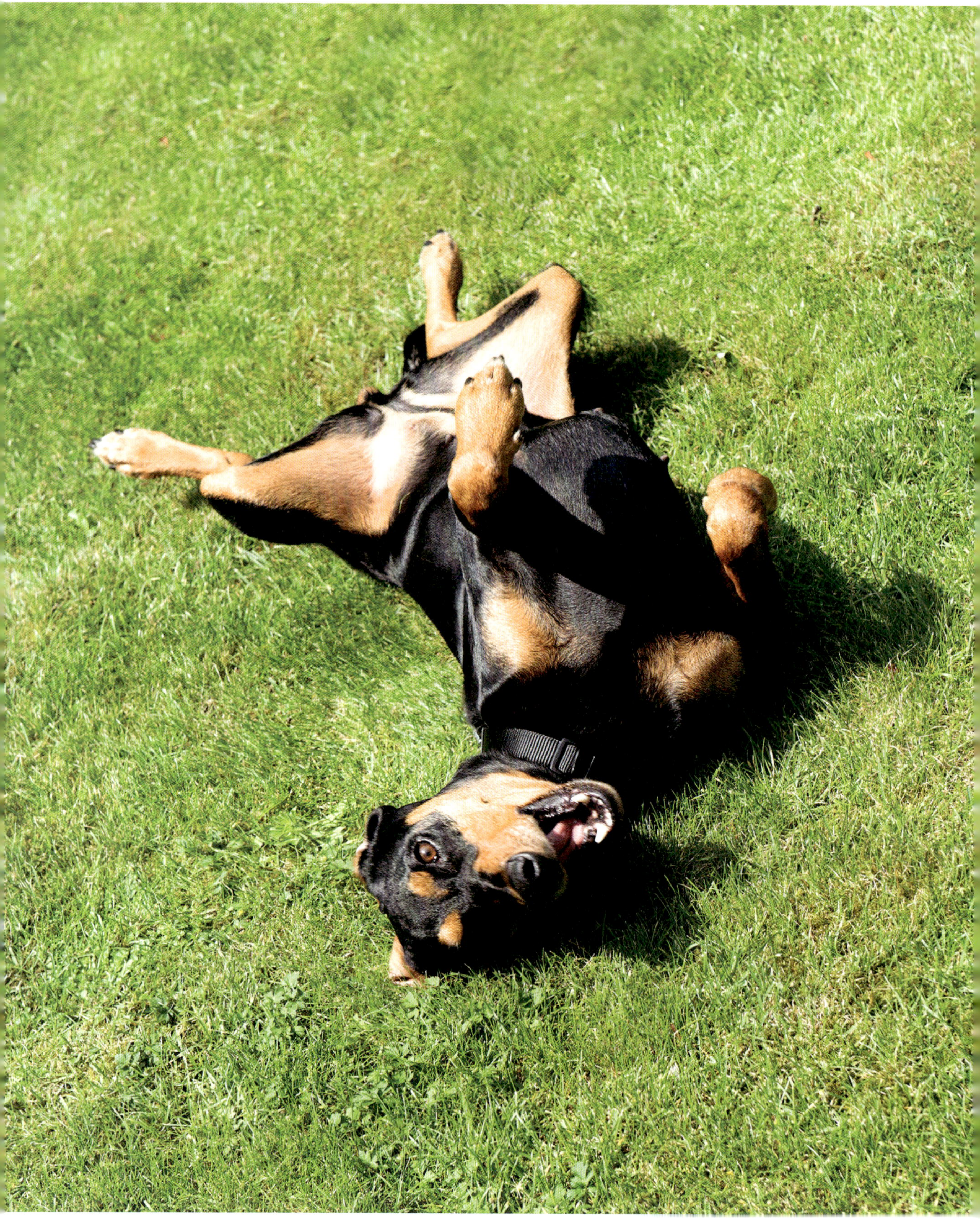

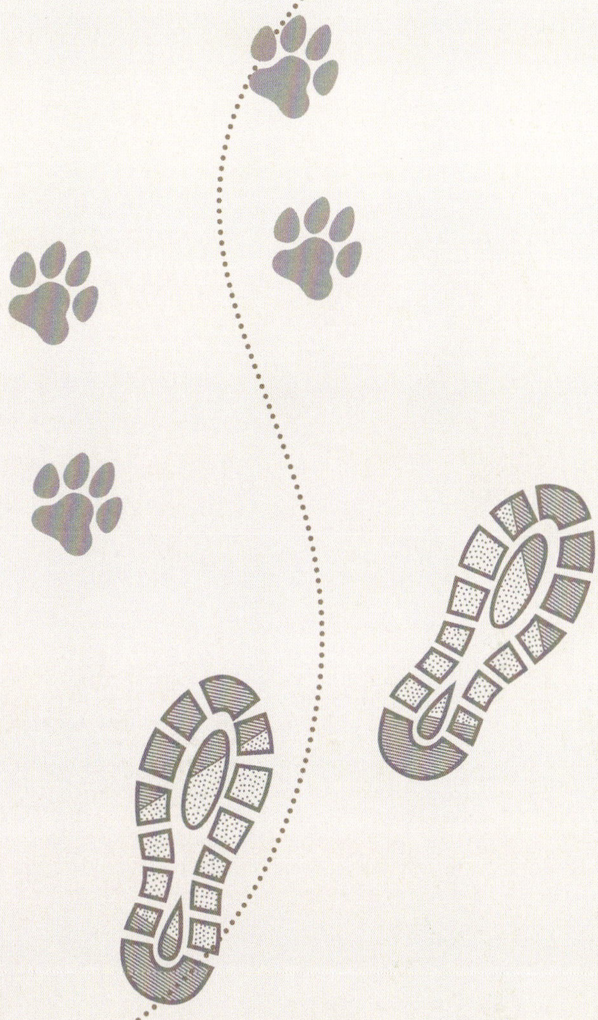

4 DAS BOOTCAMP FÜR ZU HAUSE

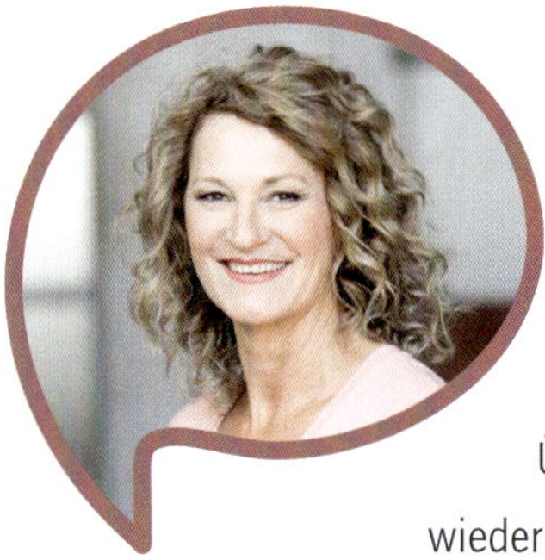

Diese Variante der sportlichen Betätigung ist schon etwas für Fortgeschrittene. Sie erfordert größtmögliche Beweglichkeit und Ausdauer, um hier mithalten zu können. Keine Angst, es soll nicht in ein Bootcamp ausarten, wie wir es aus Fitnessstudios oder vom Militär kennen. Der Spaß soll überwiegen und deine Kreativität angeregt werden. Überfordere dich auf keinen Fall. Zwischen den Übungen solltest du dich wieder schnell erholen. Ist dies nicht der Fall, mache leichtere Übungen und längere Pausen. Je nach Trainingsstatus kannst du die eine oder andere schwierigere Übungen – auch aus dem Indoorteil – mit hinzunehmen oder auch die Pausen langsam verkürzen.

In diesem Übungskapitel benutze ich vor allem kleine Hürden für die Hindernisübungen. Auch ein Seil kommt hier zum Einsatz. Die Hürden können auch durch Alltagsgegenstände ersetzt werden.

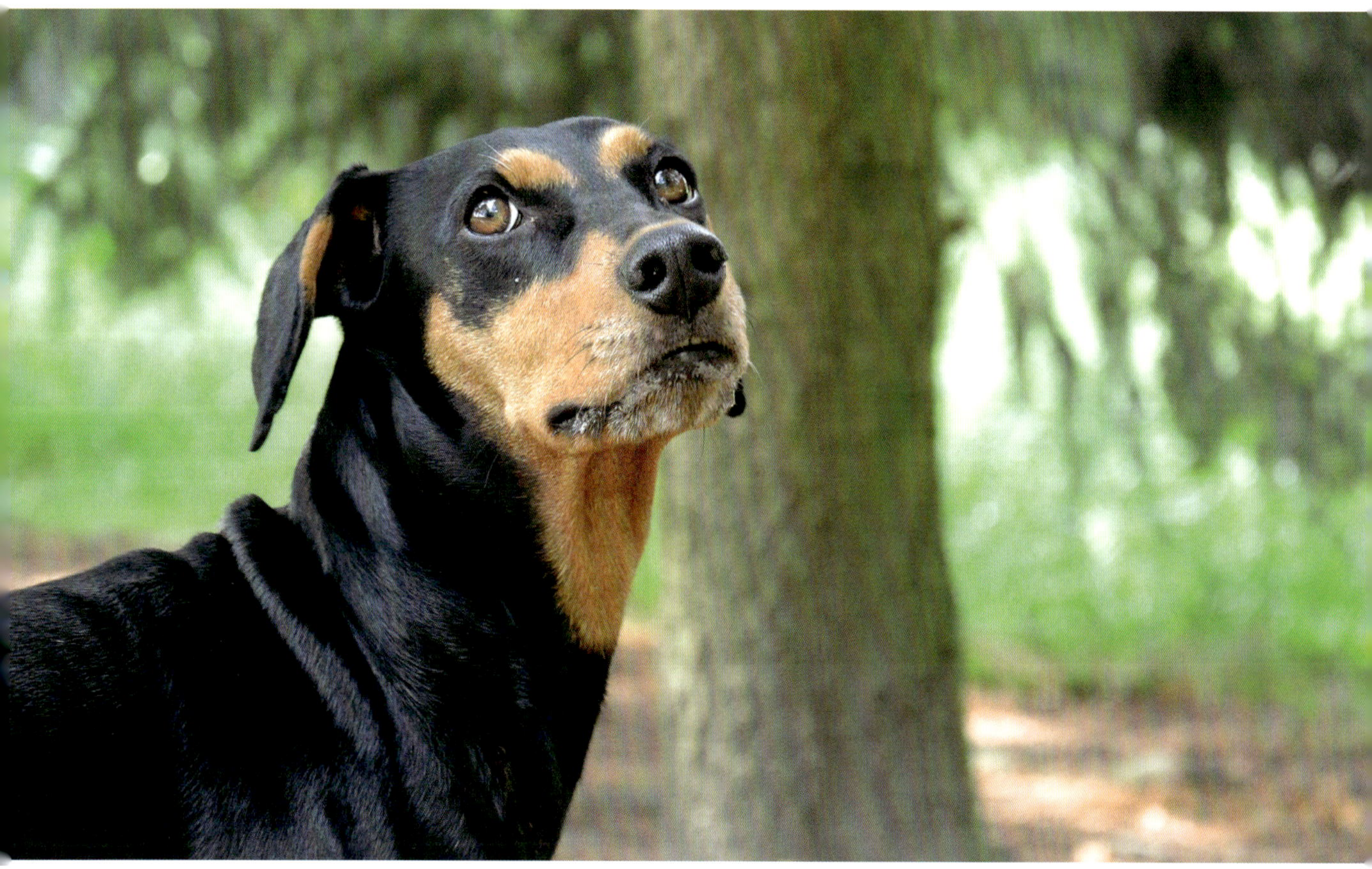

4.1 SEI KREATIV UND HABE SPASS - ÜBUNGEN MIT HINDERNISSEN

4.1.1 Hindernisparcours

Hindernissprünge

Mehrere kleine Hürden

Stelle die Hindernisse mit genügend Abstand dazwischen auf. Nimm Anlauf, springe mit einem Bein ab und lande mit dem anderen hinter dem ersten Hindernis. Mache direkt einen druckvollen Schritt zwischen den beiden Hindernissen und springe wieder mit einem Bein ab. Dann wechsle das Sprungbein.

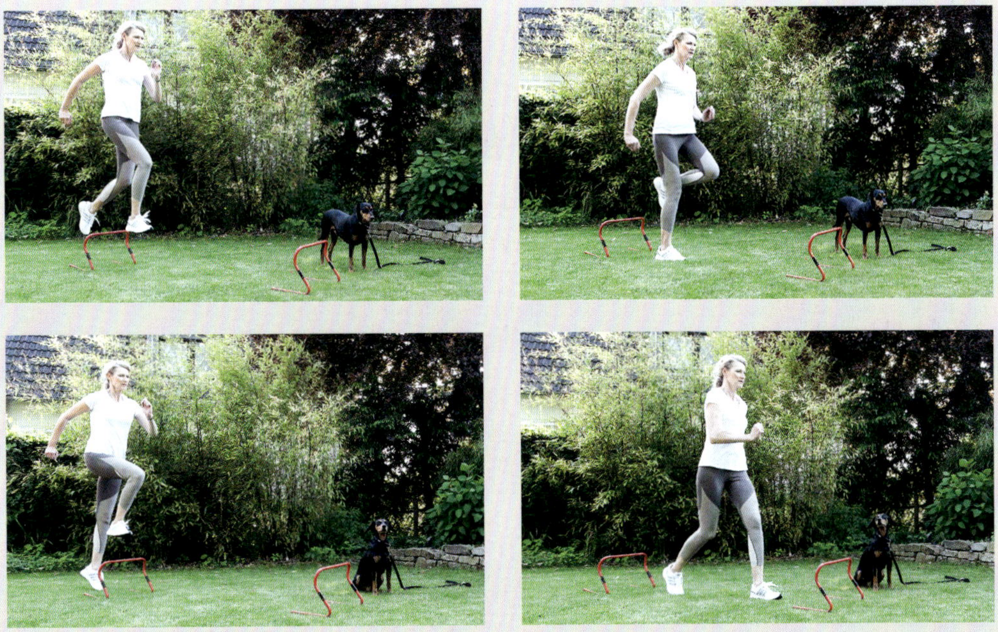

5 Wiederholungen pro Seite

Hindernisparcours – Absprünge beidbeinig

Mehrere kleine Hürden

Springe mit beiden Beinen gleichzeitig ab und ziehe die Knie zum Körper. Dann landest du wieder auf beiden Füßen und springst direkt wieder ab. Mit den Armen holst du gleichzeitig Schwung.

5 Wiederholungen

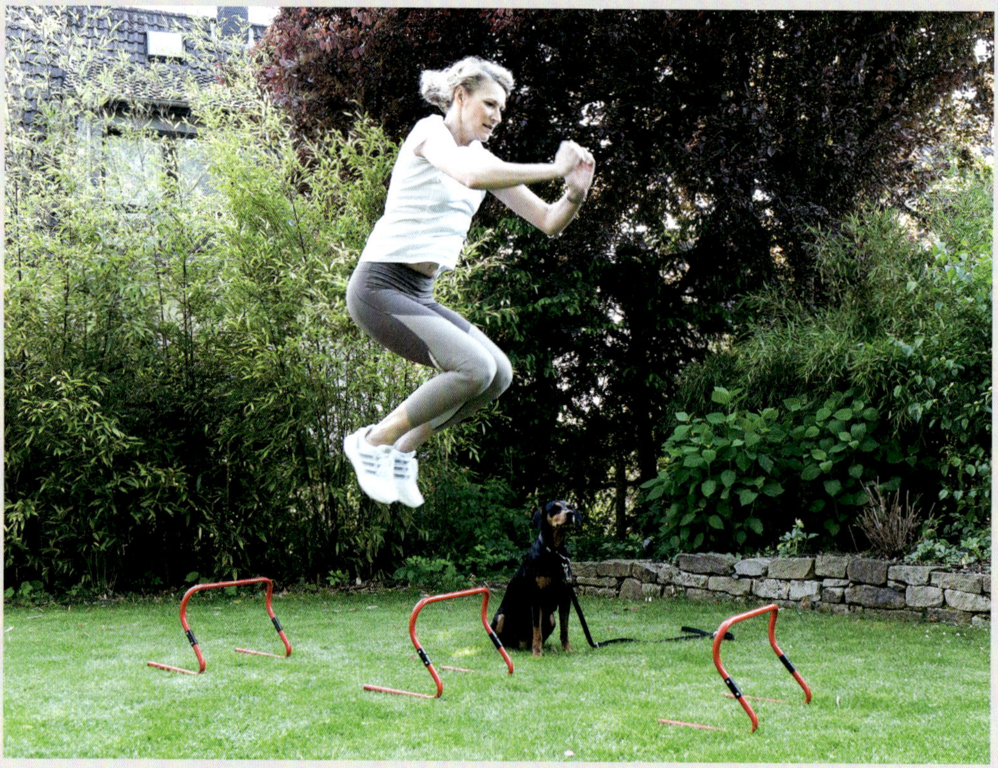

Seitliches Hürdengehen

Mehrere kleine Hürden

Stelle dir drei Hindernisse im Abstand von ca. 1 m auf. Nun gehst du seitwärts über die Hürden, indem du das Bein, das über das Hindernis geht, bis zu 90° anwinkelst. Mit dem zweiten Bein machst du es genauso. Die Arme schwingen gegengleich mit. Danach wechselst du die Richtung.

5 Wiederholungen pro Richtung

TIPP Mit einem Minihüpfer zwischen den Hindernissen kannst du die Übungen schneller und dynamischer ausführen.

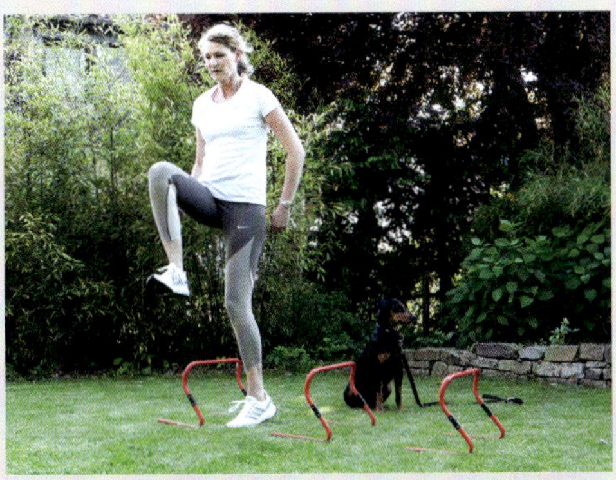

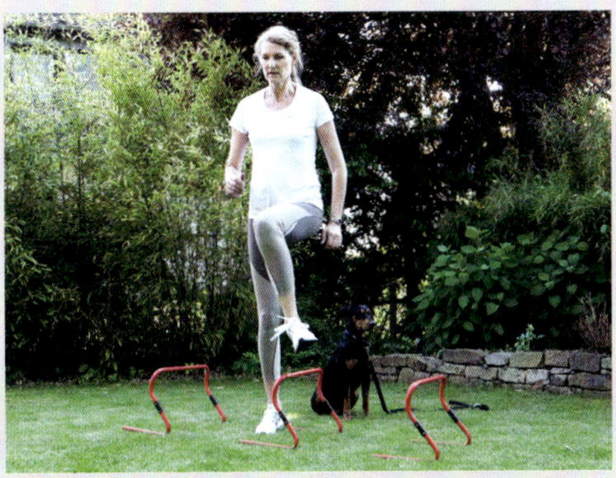

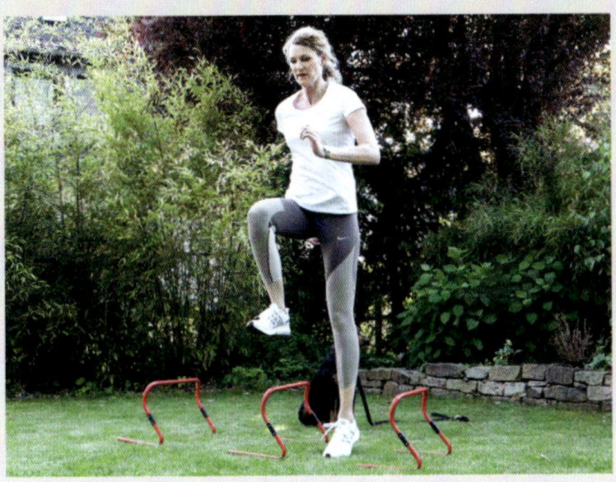

4.1.2 Seilspringen

Beidbeiniges Seilspringen (Stärkung der Fußmuskulatur)

Springseil

Springe mit beiden Beinen über das Seil und achte darauf, nach dem Absprung die Fußspitzen nach oben zu ziehen.

20-50 Wiederholungen

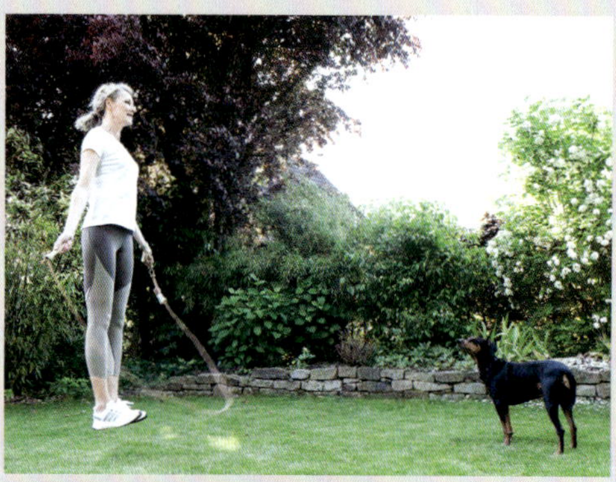
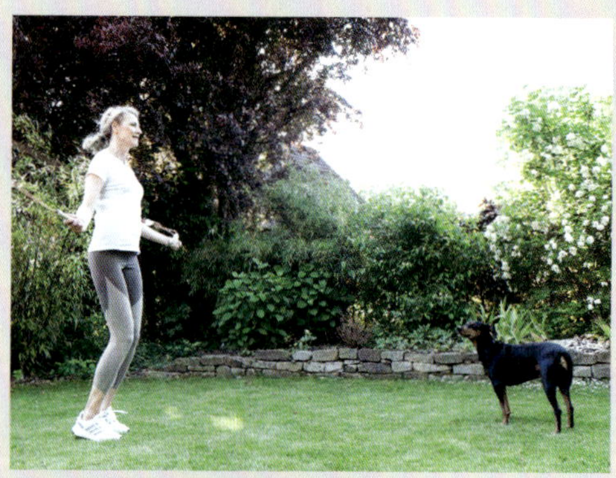
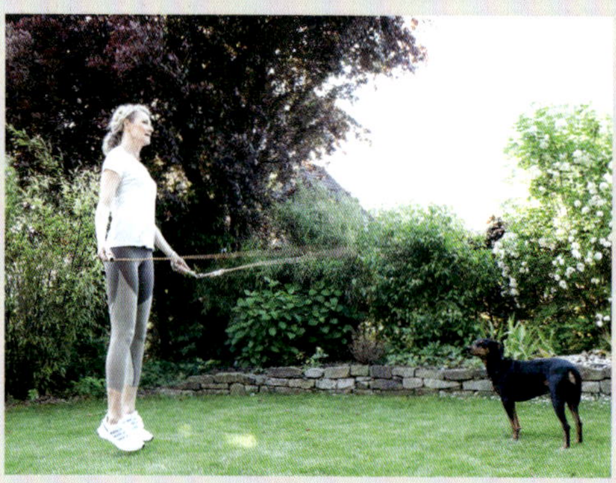
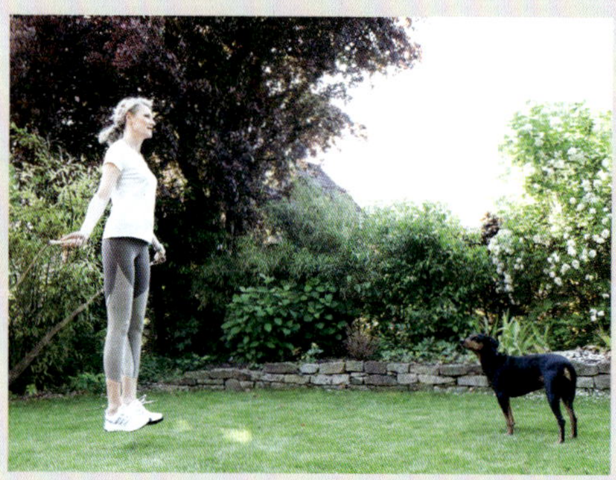

Einbeiniges Seilspringen

Springseil

Versuche nun, im Laufschritt mit einem Bein über das Seil zu springen bzw. zu steigen. Ziehe dann das andere Bein hinterher und wechsle die Seiten.

20-50 Wiederholungen

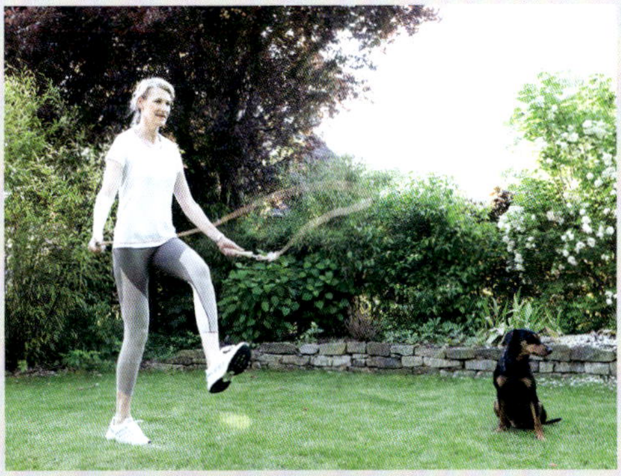

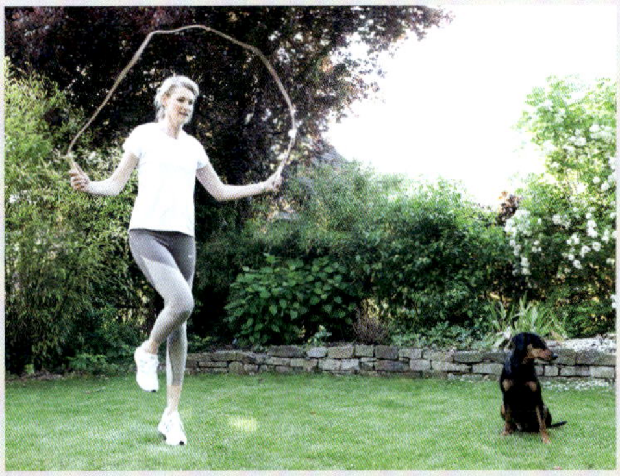

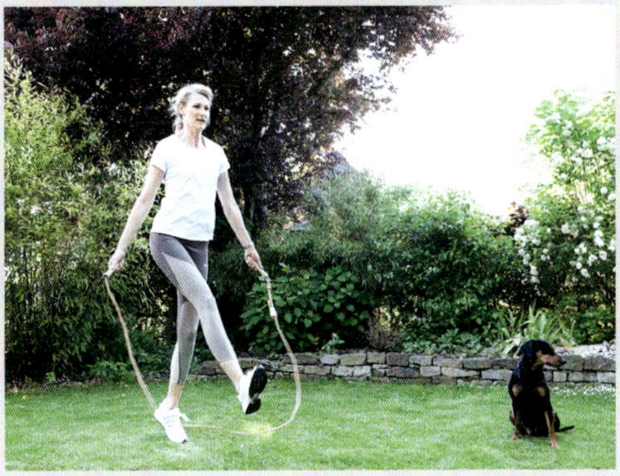

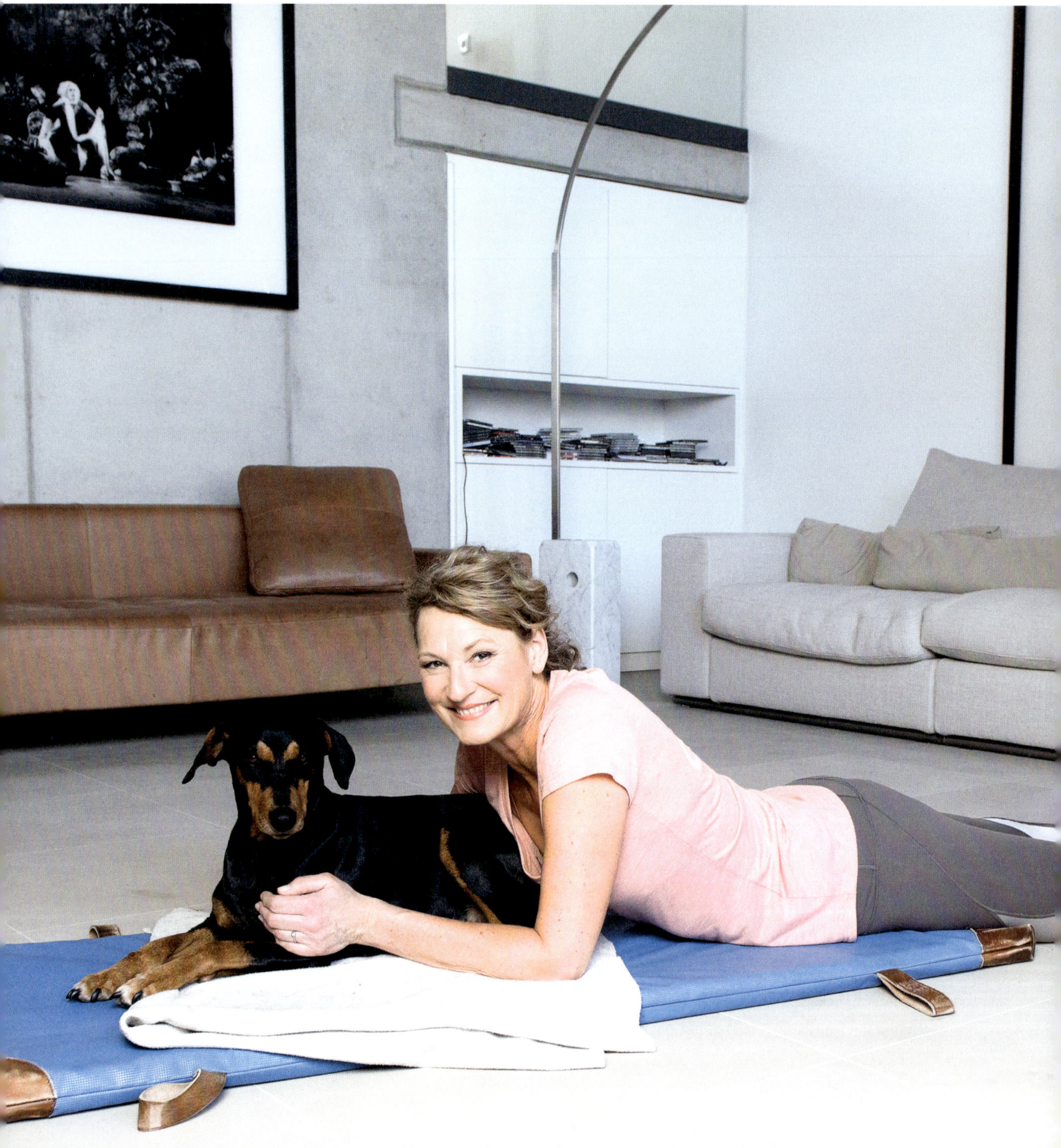

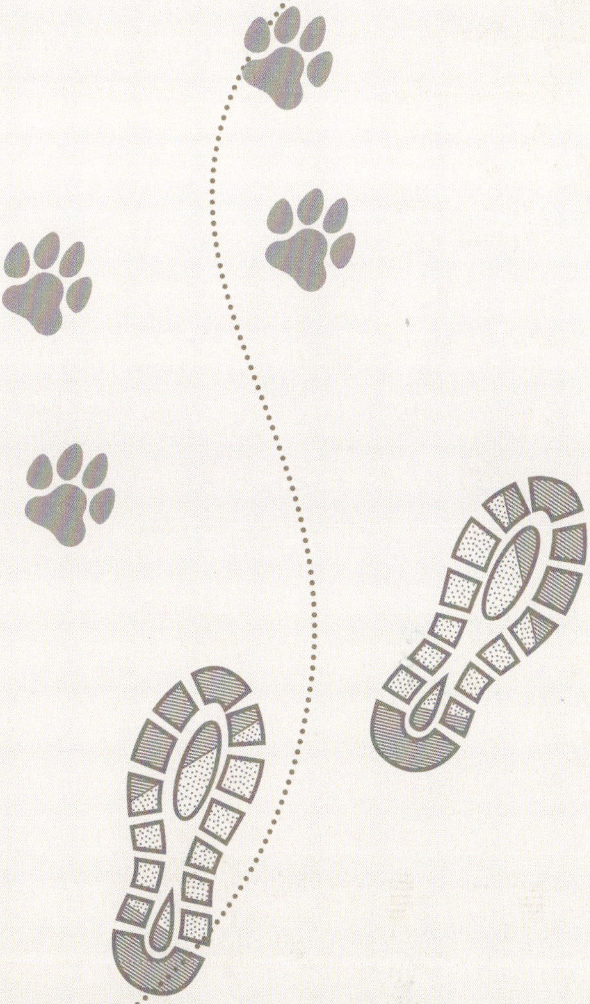

5 ERHOLUNG MUSS SEIN

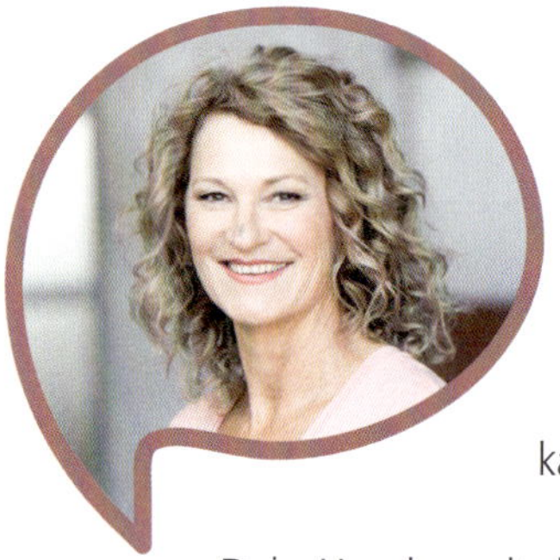

Trotz allem Spaß an der Bewegung benötigt dein Körper auch Erholung. Wie sagt man unter Sportlern so schön, in der Pause entsteht die Leistung. Außerdem müssen sich die Muskeln auch wieder lockern können, damit es nicht zu übermäßigen Verspannungen kommt. Dadurch würde deine Beweglichkeit immer mehr eingeschränkt werden. Dies kann dann bei zu großer Ermüdungserscheinung zu Verletzungen führen.

Dein Hund regelt das ganz von allein. Wenn er keine Lust mehr hat oder müde ist, wird er sich ganz einfach auf seinen Platz legen und sich ausruhen. Ihn dazu aufzufordern, ist also unnötig und, wie Ulv sagen würde, kontraproduktiv.

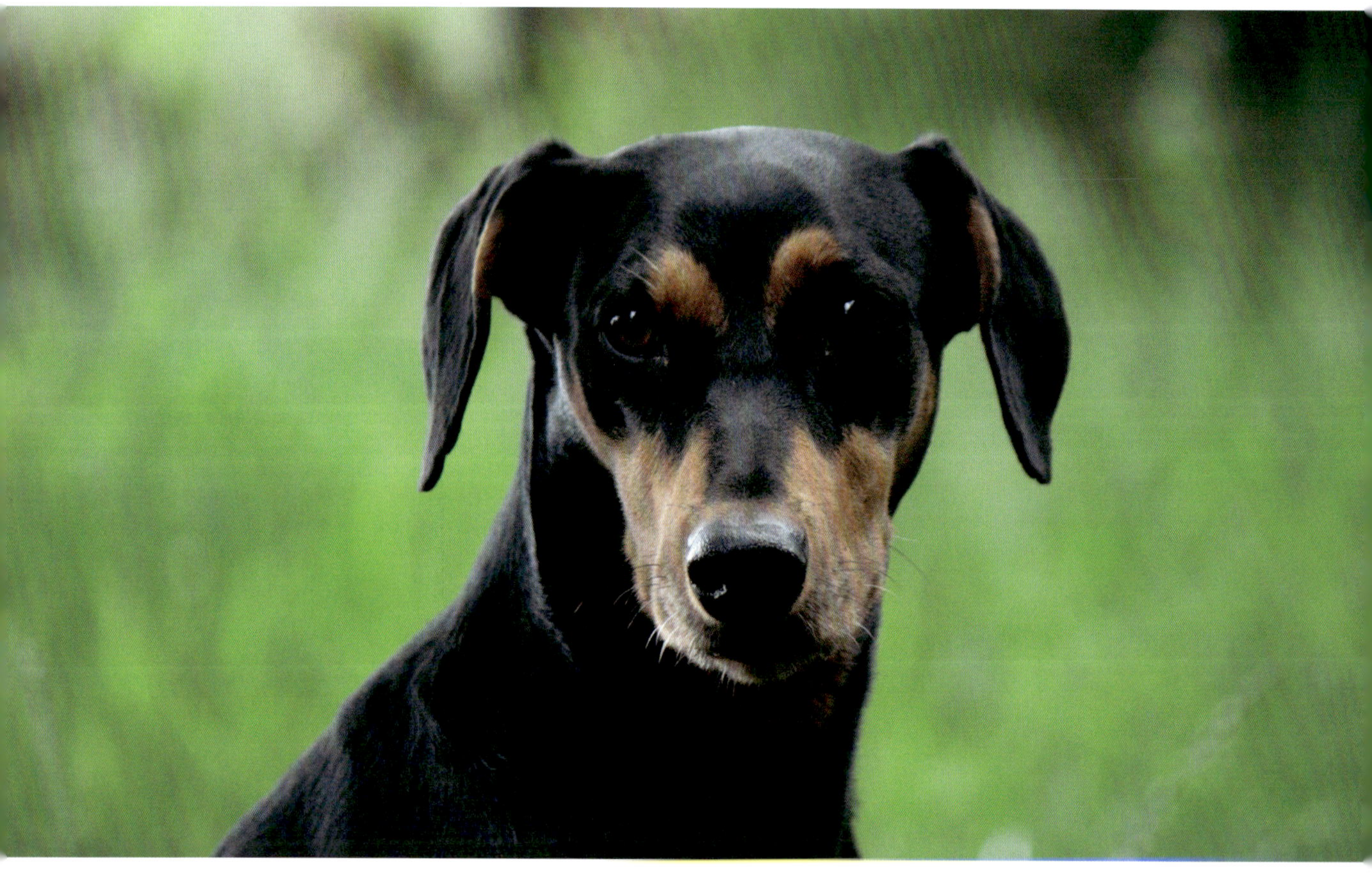

5.1 DEHNÜBUNGEN

Um eine bessere körperliche Fitness zu erreichen, sind Dehnübungen unerlässlich. Du kannst sie direkt nach einer Trainingseinheit einbauen oder aber separat in 1-2 Einheiten ein Dehnprogramm absolvieren. Ich empfehle, 2-3 Übungen direkt nach dem Sport durchzuführen und eine Einheit von mindestens 30 Minuten nur dem Dehnen zu widmen.

5.1.1 Arme

Dehnen der Schultermuskulatur

Stelle dich mit deinen Füßen etwa schulterbreit hin. Nun winkelst du deinen linken Arm an und greift mit der rechten Hand an deinen linken Ellbogen, sodass der Arm sich auf Schlüsselbeinhöhe befindet. Danach presst du die rechte Hand gegen den Ellbogen. Dann wechselst du die Seite.

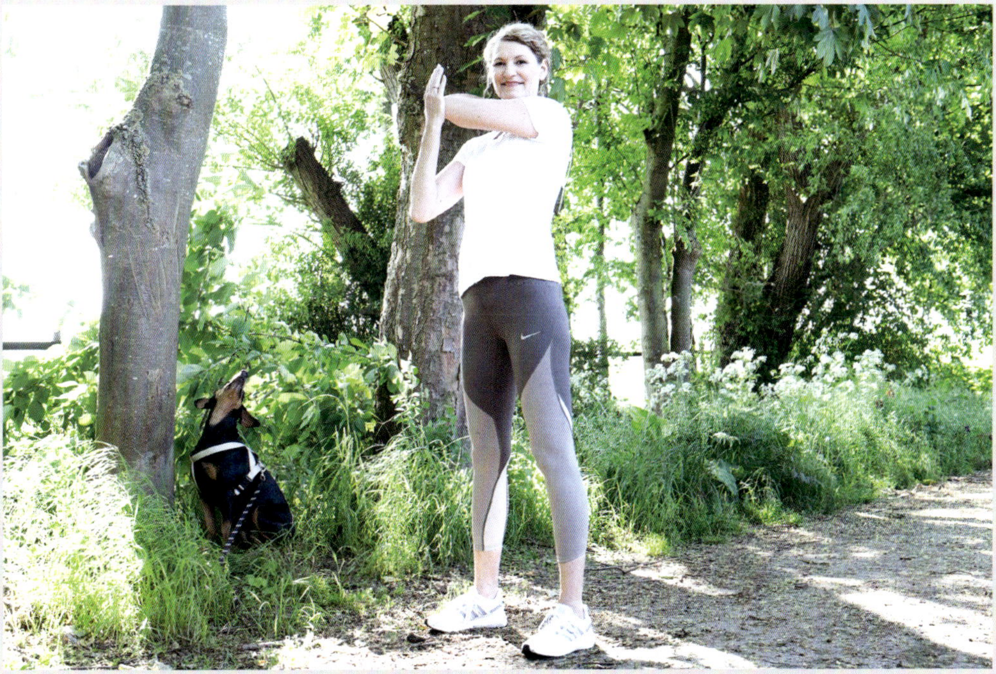

10 Sekunden pro Seite halten

5.1.2 Beine

Dehnen der Oberschenkelrückseite

Stelle dich so hin, dass deine Füße dicht beieinanderstehen. Nun beugst du dich langsam mit dem Oberkörper nach unten. Die Beine bleiben dabei durchgestreckt.

10 Sekunden halten

TIPP Gehe nur so weit hinunter, dass deine Beine zwar gedehnt, aber immer noch gestreckt bleiben. Zur Verstärkung der Übung greifst du um deine Beine und ziehst deinen Oberkörper noch näher zu den Beinen hin.

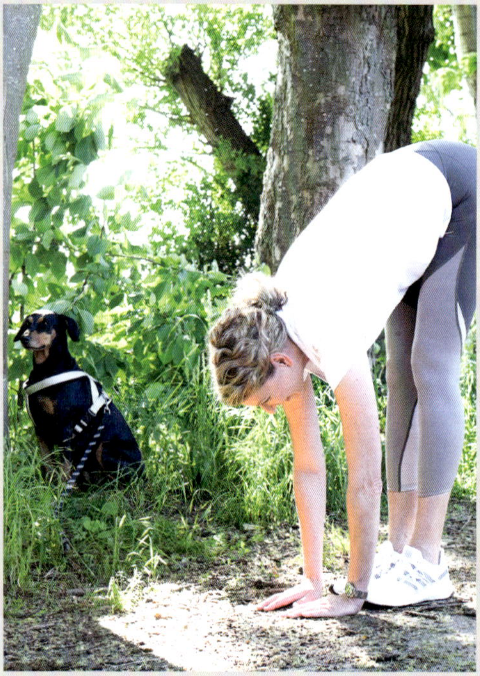

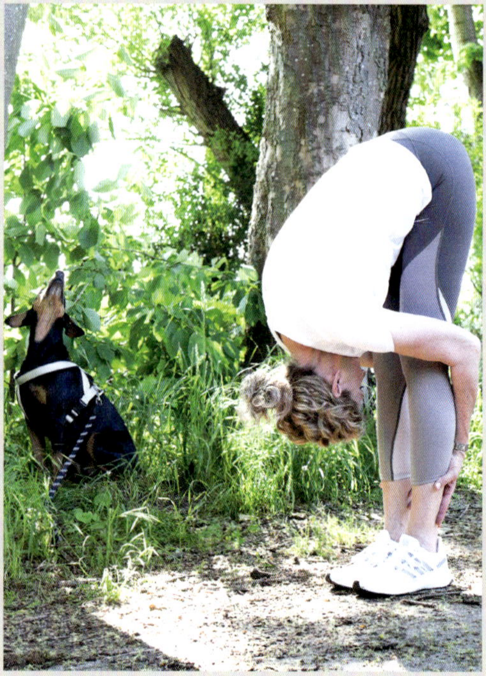

Dehnen der Gesäßmuskulatur

Stelle dich auf dein linkes Bein und gehe leicht in die Knie. Das rechte Bein winkelst du an und legst deinen Fuß seitlich auf dein linkes Knie. Das rechte Knie fällt dabei nach rechts herunter, bis eine Spannung entsteht. Nun gehst du mit deinem linken Bein weiter in die Kniebeuge, bis deine rechte Gesäßmuskulatur gedehnt wird. Du hältst diese Position einen Moment, gehst wieder zurück in die Ausgangsposition und wechselst das Bein.

10 Sekunden pro Seite halten

TIPP Bei den ersten Malen darfst du dir auch einen Gegenstand zum Festhalten suchen. Später sollte es auch ohne Hilfe klappen.

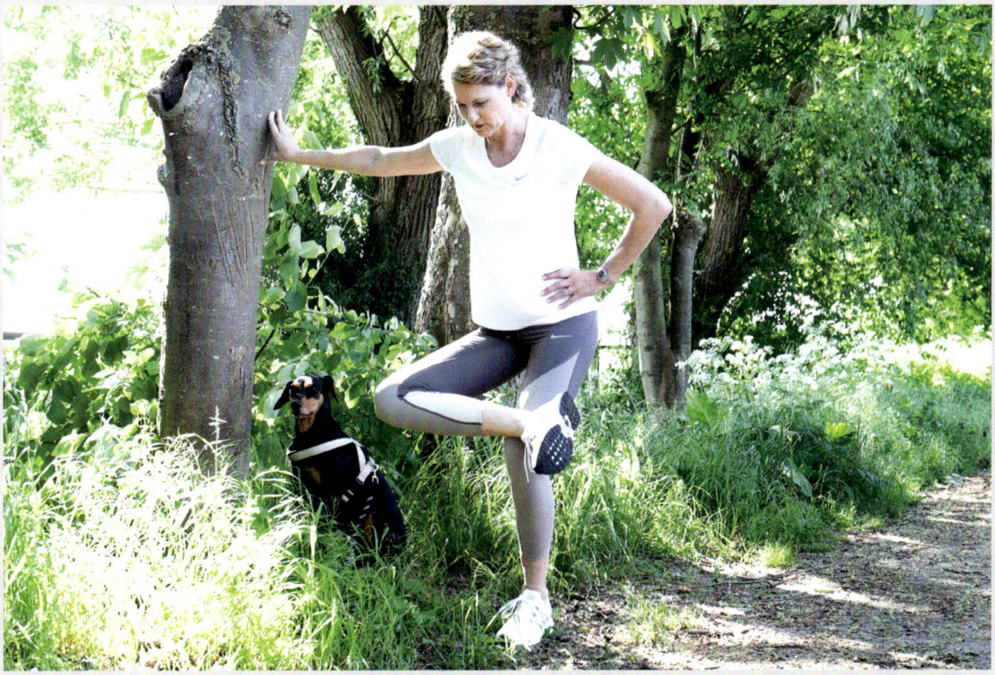

Seitkniebeuge

Stelle dich in die leichte Grätsche. Stütze deine Hände auf die Oberschenkel. Nun beugst du dein linkes Bein. Das rechte Bein bleibt gestreckt. Dein rechtes Knie und deine rechte Fußspitze zeigen dabei nach außen. Danach gehst du wieder in die Ausgangsposition und beugst das rechte Bein.

3 x 5 Wiederholungen pro Seite

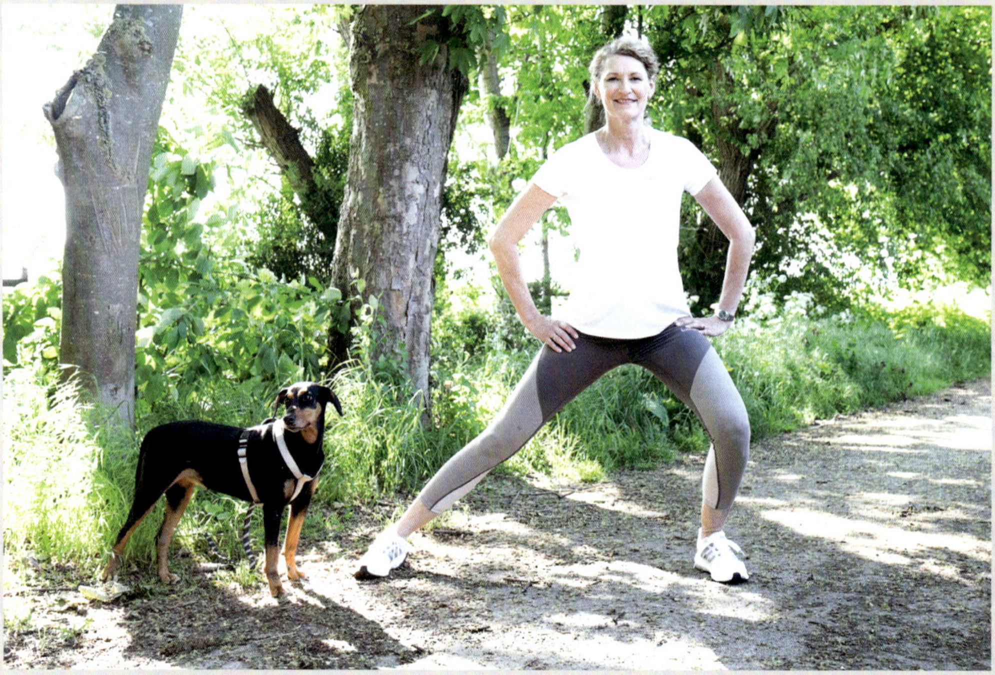

Ausfallschritt - Dehnen der Adduktoren

Du machst mit dem linken Bein einen großen Schritt nach vorne, sodass Ober- und Unterschenkel einen rechten Winkel ergeben. Deine Hände darfst du auf dem Oberschenkel abstützen. Das hintere Bein ist gestreckt. Danach drückst du dich mit dem hinteren Fuß ab und machst mit dem rechten Bein einen großen Schritt nach vorne. Der Wechsel von einem Bein auf das andere sollte einen Bewegungsablauf ergeben.

3 x 3-5 Wiederholungen pro Seite

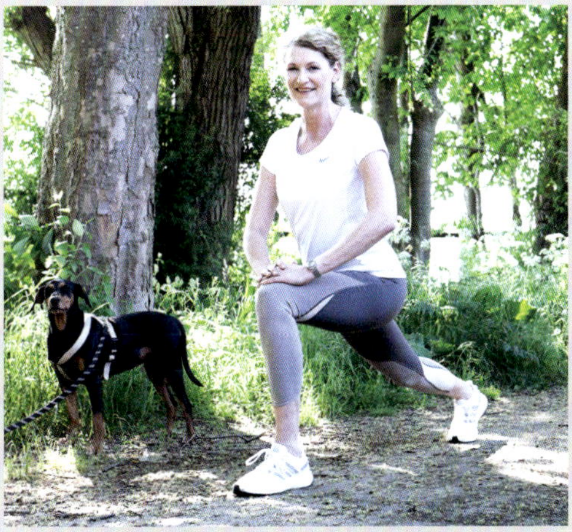

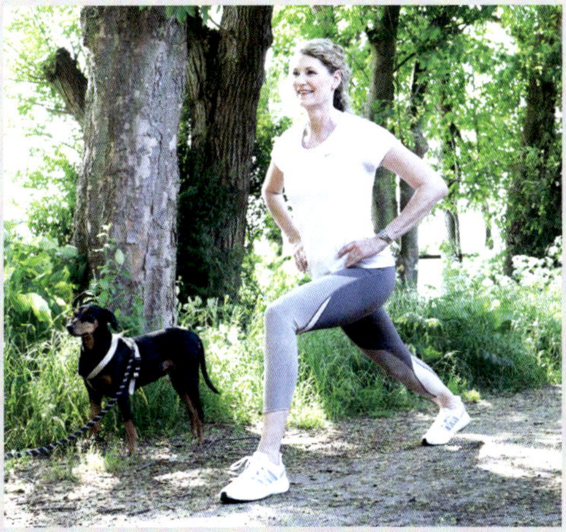

TIPP Da diese Übung, gerade für Anfänger, ein hohes Muskelkaterpotenzial hat, empfehle ich, mit weniger Wiederholungen anzufangen und dabei nicht so tief zu gehen. Zur Verstärkung der Übung gilt: Je mehr Wiederholungen man macht und je tiefer man geht, desto höher ist der Kraftaufwand.

Dehnung der hinteren Oberschenkelmuskulatur, der Wade und des Gesäßes

Matte

Setze dich mit ausgestreckten Beinen auf eine Matte. Winkle dein linkes Bein so an, dass dein linker Fuß mit der Sohle die Innenseite des rechten Oberschenkels berührt. Mit der rechten Hand versuchst du, die rechte Fußspitze zu berühren. Halte diese Position einen Moment, atme aus und versuche, noch tiefer in die Dehnung zu gehen. Dann wechselst du das Bein.

10 Sekunden halten

TIPP Dehne nur so weit, dass du ein leichtes Ziehen verspürst.

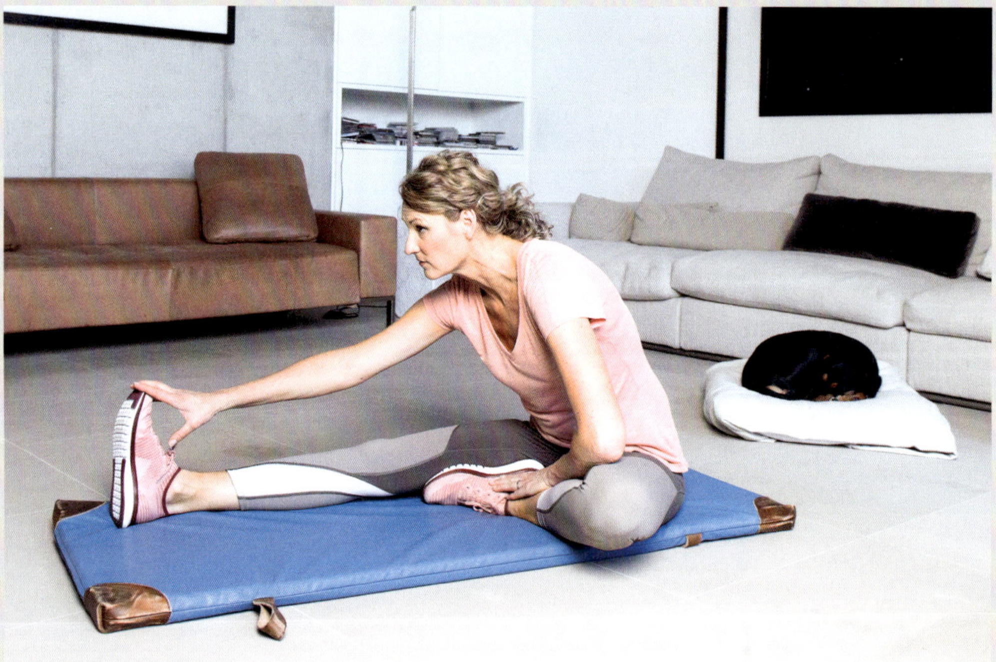

Dehnung der hinteren Oberschenkelmuskulatur

Matte

Setze dich mit ausgestreckten Beinen auf eine Matte. Mit beiden Händen versuchst du, beide Fußspitzen zu berühren. Halte diese Position einen Moment, atme aus und versuche, noch tiefer in die Dehnung zu gehen.

10 Sekunden halten

TIPP Dehne nur so weit, dass du ein leichtes Ziehen verspürst.

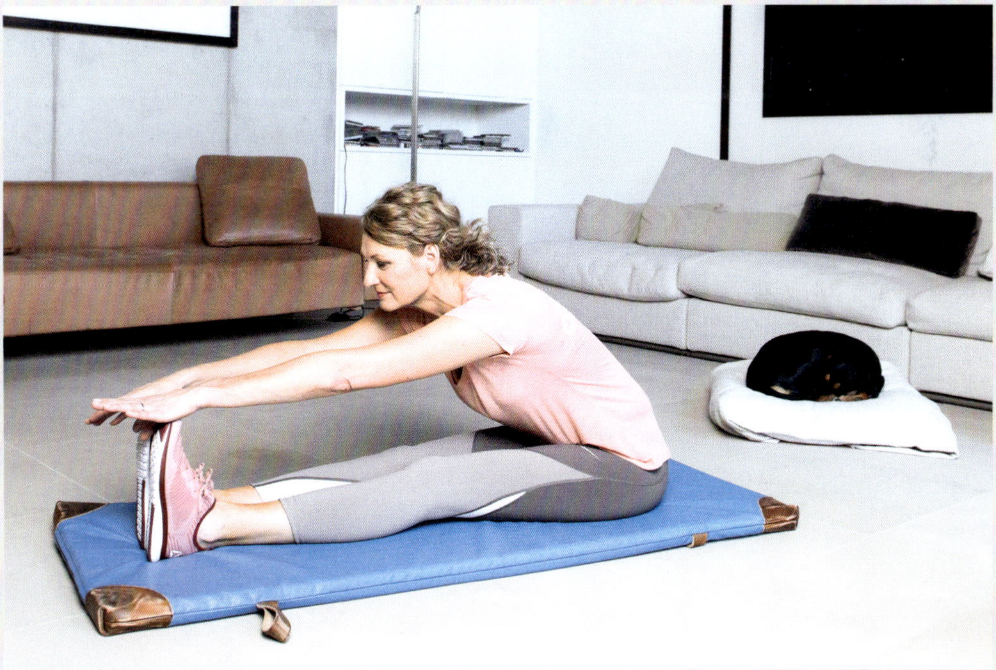

Dehnung der vorderen Oberschenkelmuskulatur und der Hüfte

Matte

Knie dich auf eine Matte und stelle dann dein rechtes Bein auf, sodass Wade und Oberschenkel einen rechten Winkel ergeben. Nun ferst du dein linkes Bein an, greifst mit der linken Hand deinen linken Fuß und ziehst deinen Unterschenkel langsam in Richtung Gesäß. Halte diese Position einen Moment, atme aus und versuche, noch tiefer in die Dehnung zu gehen. Danach wechselst du das Bein.

10 Sekunden halten.

TIPP Dehne nur so weit, dass du ein leichtes Ziehen verspürst.

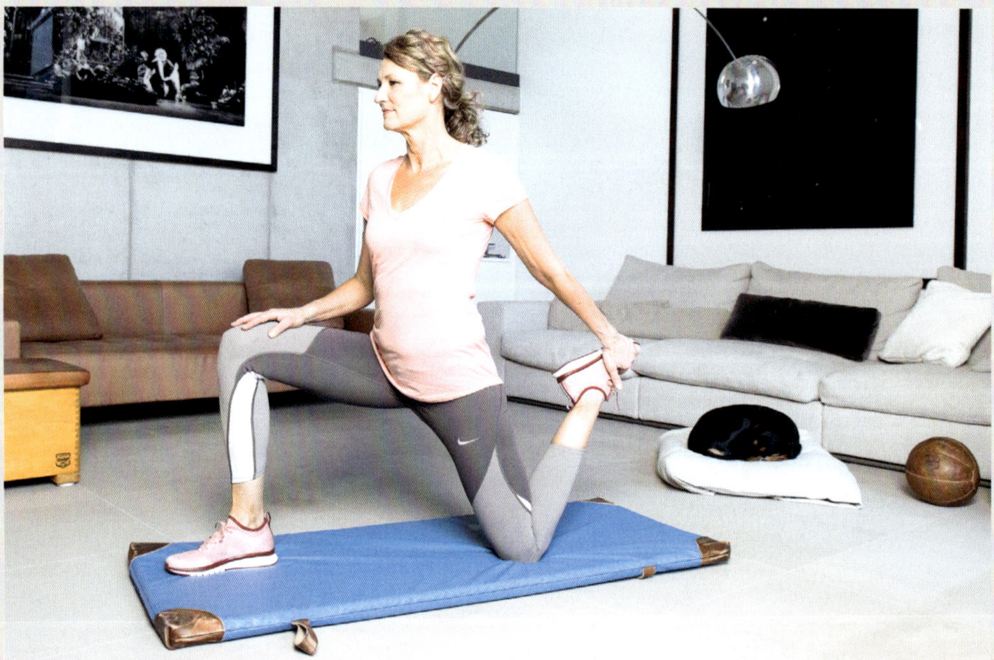

5.1.3 Rumpf

Dehnen der seitlichen Rumpfmuskulatur

Stelle dich in die leichte Grätsche. Stütze deinen rechten Arm in die Hüfte. Nun beugst du dich mit dem Oberkörper zur rechten Seite und führst deinen linken Arm dabei leicht gebeugt über den Kopf.

10 Sekunden pro Seite halten

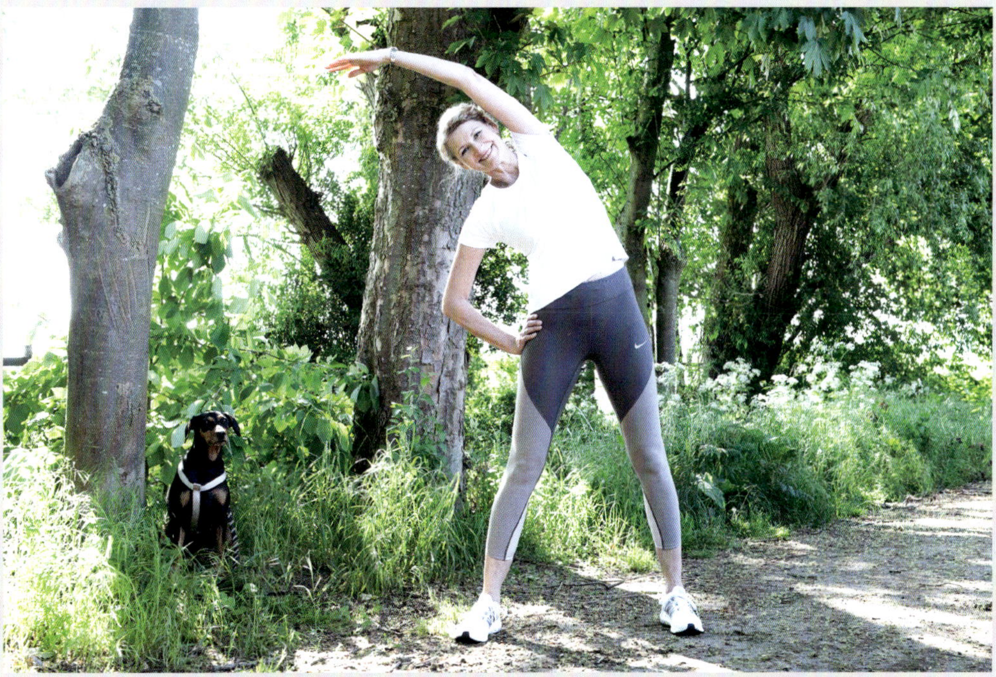

Dehnung des Rückens und der Schultern

Matte

Ausgangsposition ist der Vierfüßlerstand. Nun krabbelst du mit den Händen langsam nach vorne, bis du eine angenehme Dehnung im Rücken und Schulterbereich verspürst. Der Oberschenkel und Unterschenkel bilden einen rechten Winkel. Zur weiteren Dehnung schiebst du dein Gesäß langsam nach hinten. Der Rumpf bewegt sich dabei noch etwas in Richtung Boden. Halte diese Position einen Moment, atme aus und versuche, noch tiefer in die Entspannung zu gehen.

10 Sekunden halten und wieder in die Ausgangsposition zurückkehren.

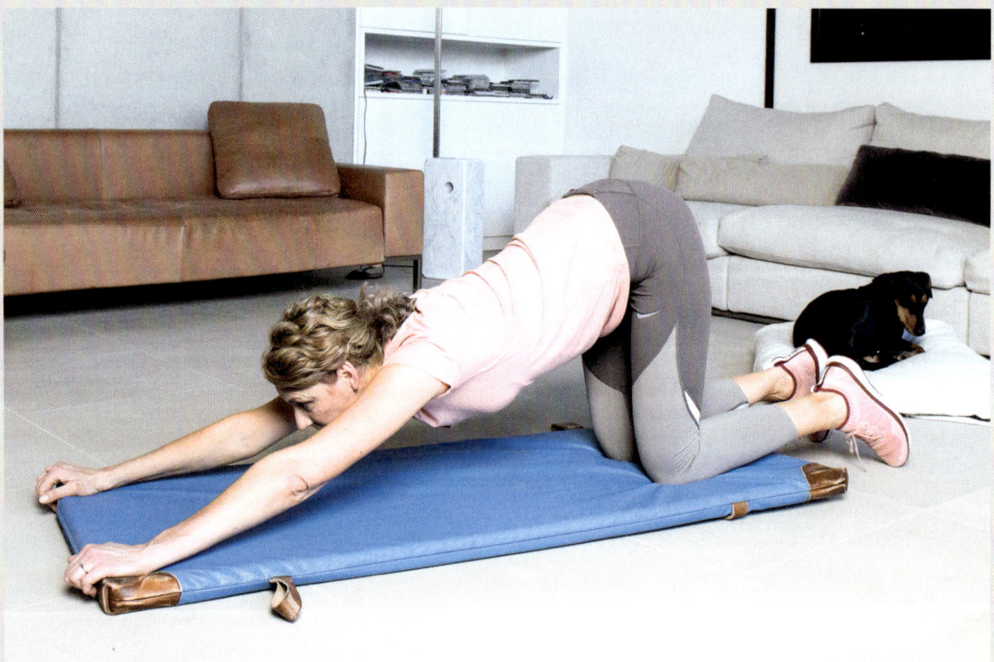

Dehnung der Gesäßmuskulatur

Matte

Lege dich auf den Rücken und stelle deine Beine auf. Nun legst du deinen linken Fuß mit dem Knöchel auf deinen rechten Oberschenkel oberhalb des Knies. Danach greifst du mit deinen Händen in die rechte Kniekehle und ziehst dein rechtes angewinkeltes Bein zum Körper hin. Halte diese Position einen Moment, atme aus und versuche, noch tiefer in die Entspannung zu gehen. Dann wechselst du das Bein.

10 Sekunden halten

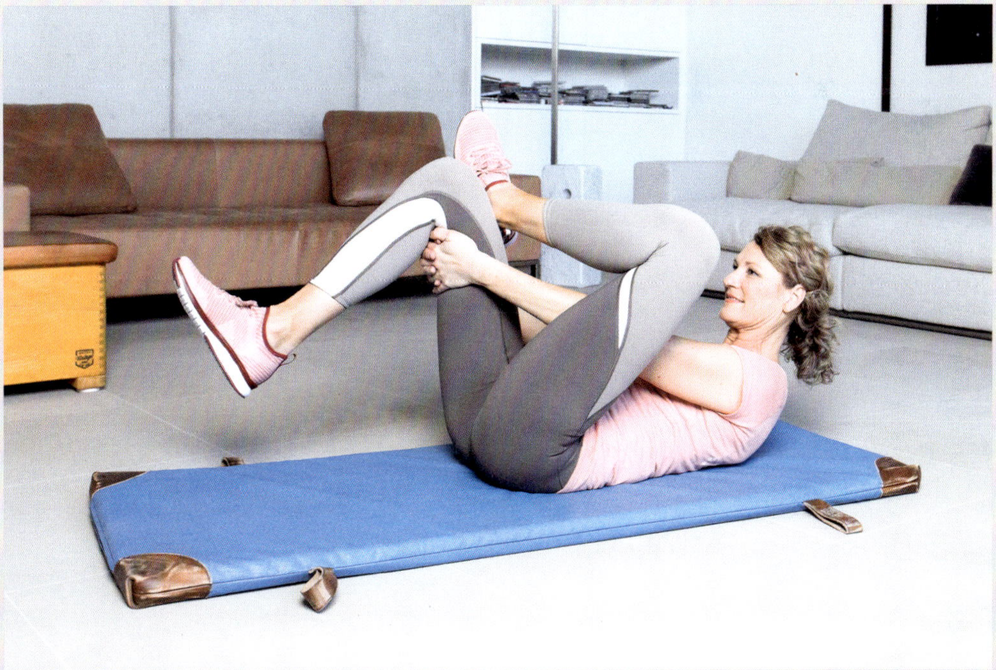

TIPP Dehne nur so weit, dass du ein leichtes Ziehen verspürst.

Übung: Dehnung der Gesäß- und Rückenmuskulatur

Matte

Setze dich mit ausgestreckten Beinen auf eine Matte. Nun winkelst du das linke Bein an und stellst es auf Kniehöhe neben dein rechtes Bein. Danach drehst du deinen Oberkörper nach links und presst deinen rechten gestreckten Arm mit dem Ellbogen gegen dein linkes Knie. Dein Ellbogen bleibt auf der linken Seite des Knies. Halte diese Position einen Moment, atme aus und versuche, noch tiefer in die Dehnung zu gehen. Dann wechselst du das Bein.

10 Sekunden halten.

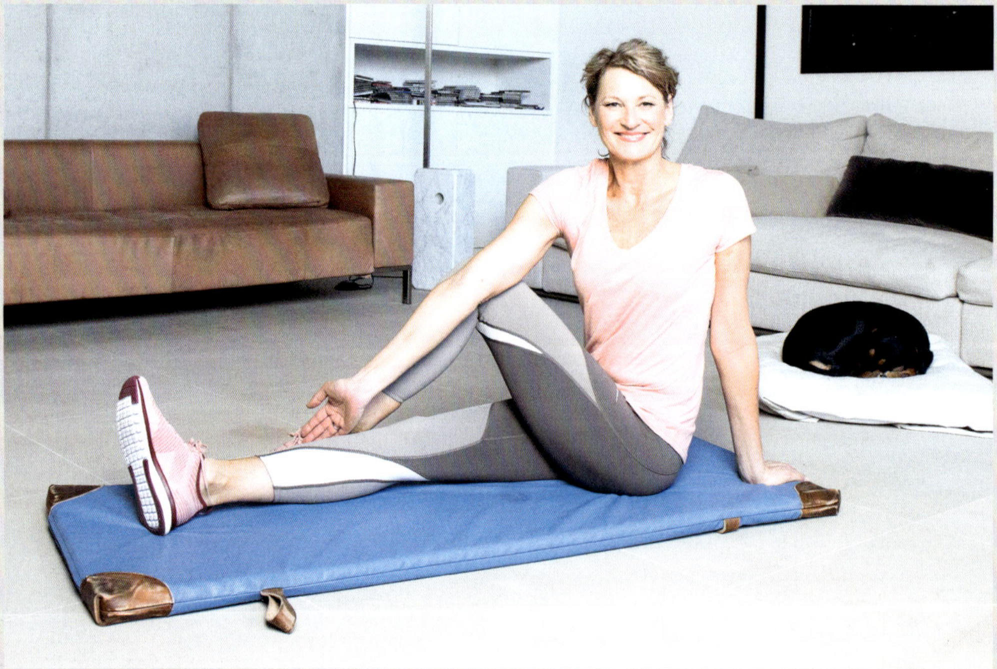

TIPP Dehne nur so weit, dass du ein leichtes Ziehen verspürst.

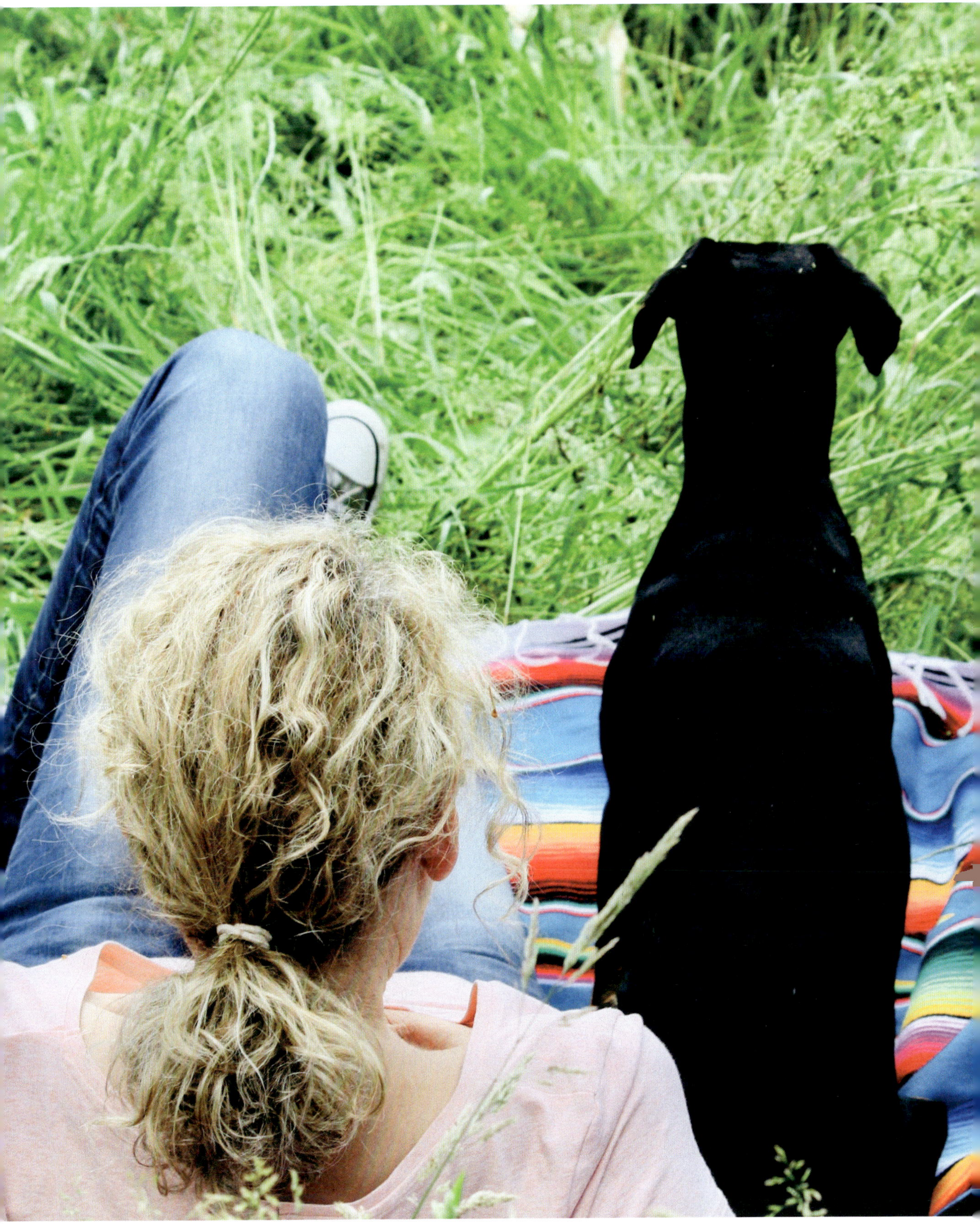

5.2 Entspannung

Körper und Geist brauchen Erholung

Wie wir wissen, ist Bewegung sehr förderlich für einen gesunden Schlaf. Allerdings dient Schlaf auch zur Regeneration der Muskulatur. Warum also nicht mal ein Nickerchen am Nachmittag machen? Entspannung muss sein, sonst überforderst du dich und deinen Körper. Kleingeräte für die Selbstmassage findet man mittlerweile in vielen Sportfachgeschäften und orthopädischen Fachgeschäften. Sich einfach mal nach dem Sport mit einem kühlenden Fluid einzureiben, kann auch schon sehr angenehm und erholsam sein. Oder gönne dir einfach mal ein Bad mit einem Badezusatz zur Entspannung.

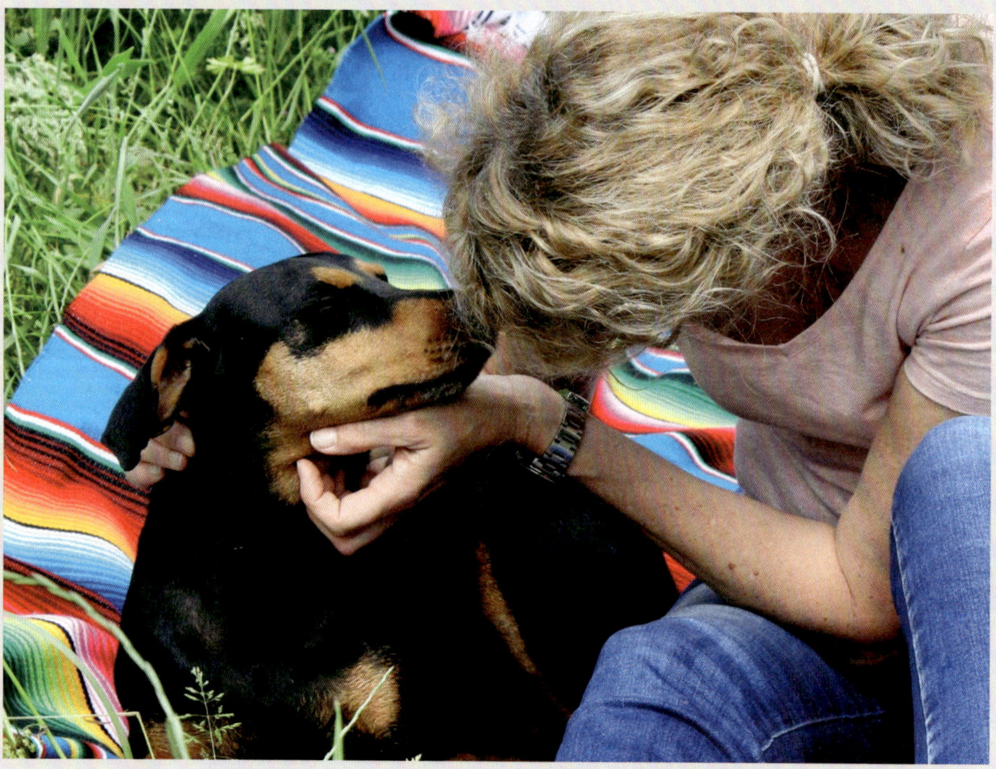

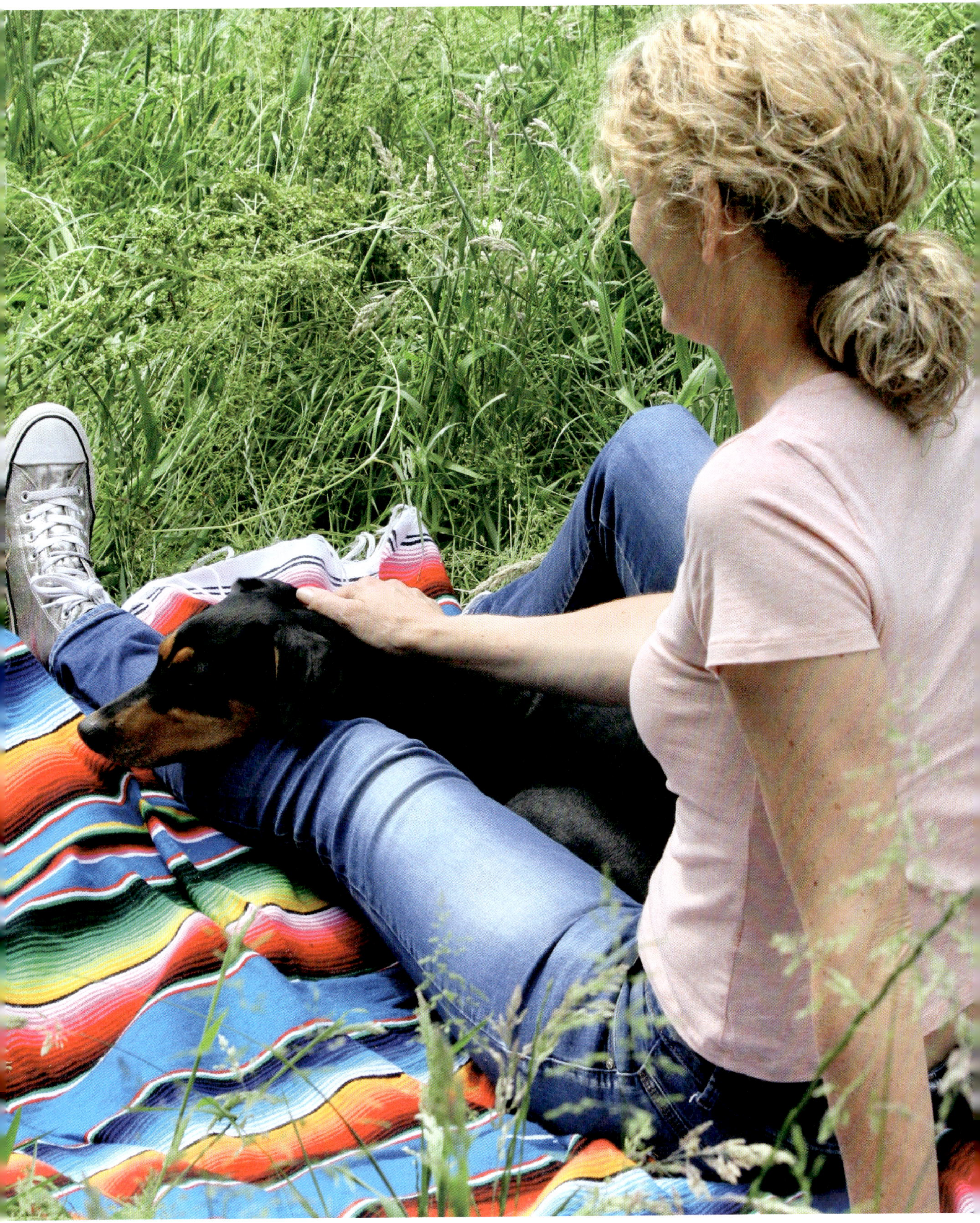

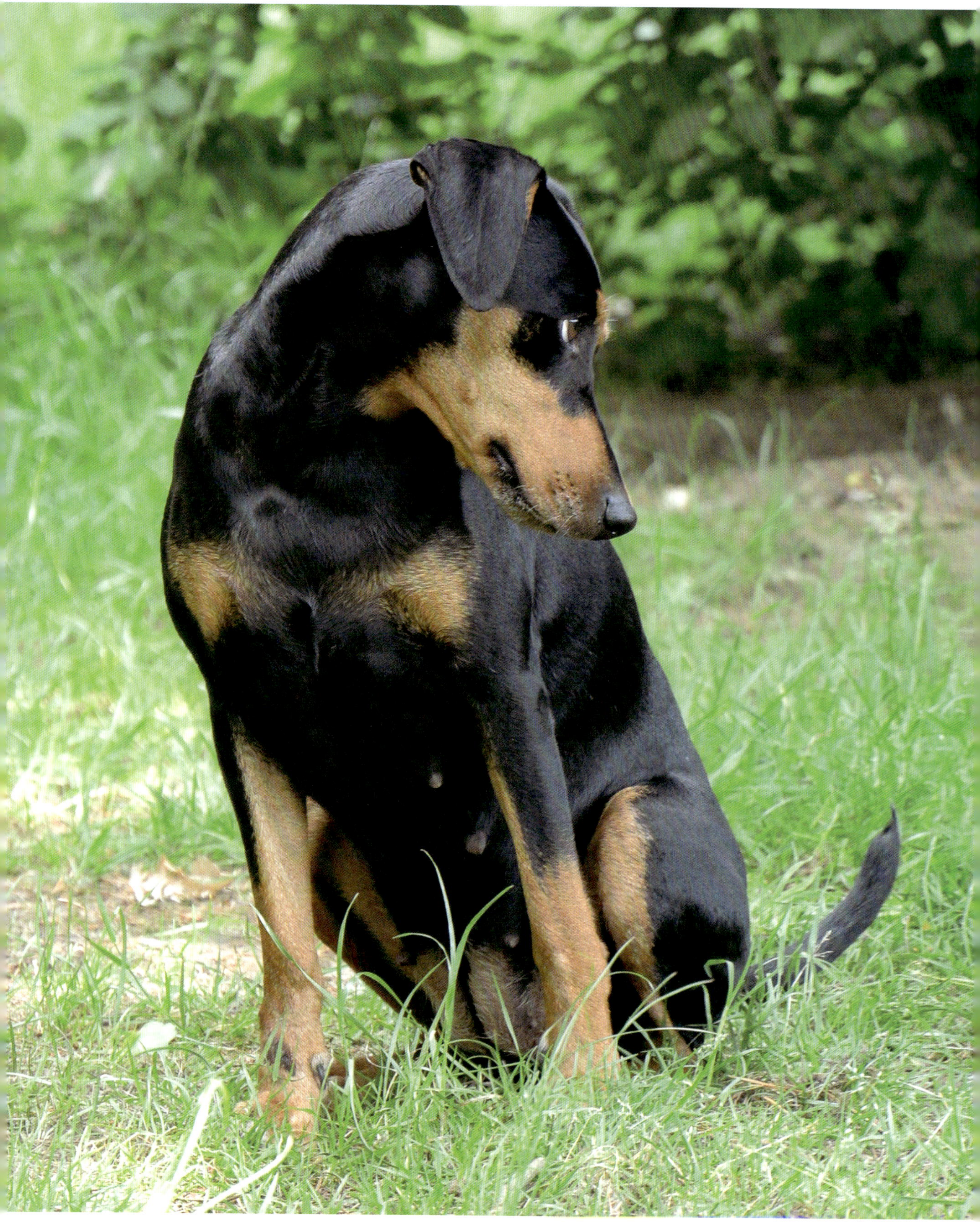

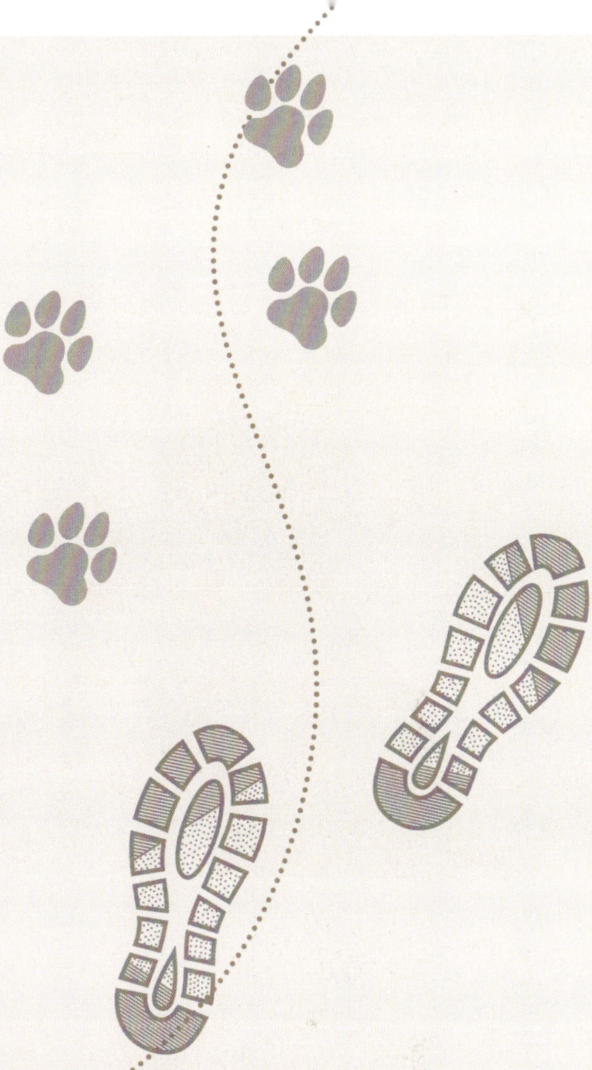

6 WAS WILL DER „SCHWEINEHUND“ VON MIR?

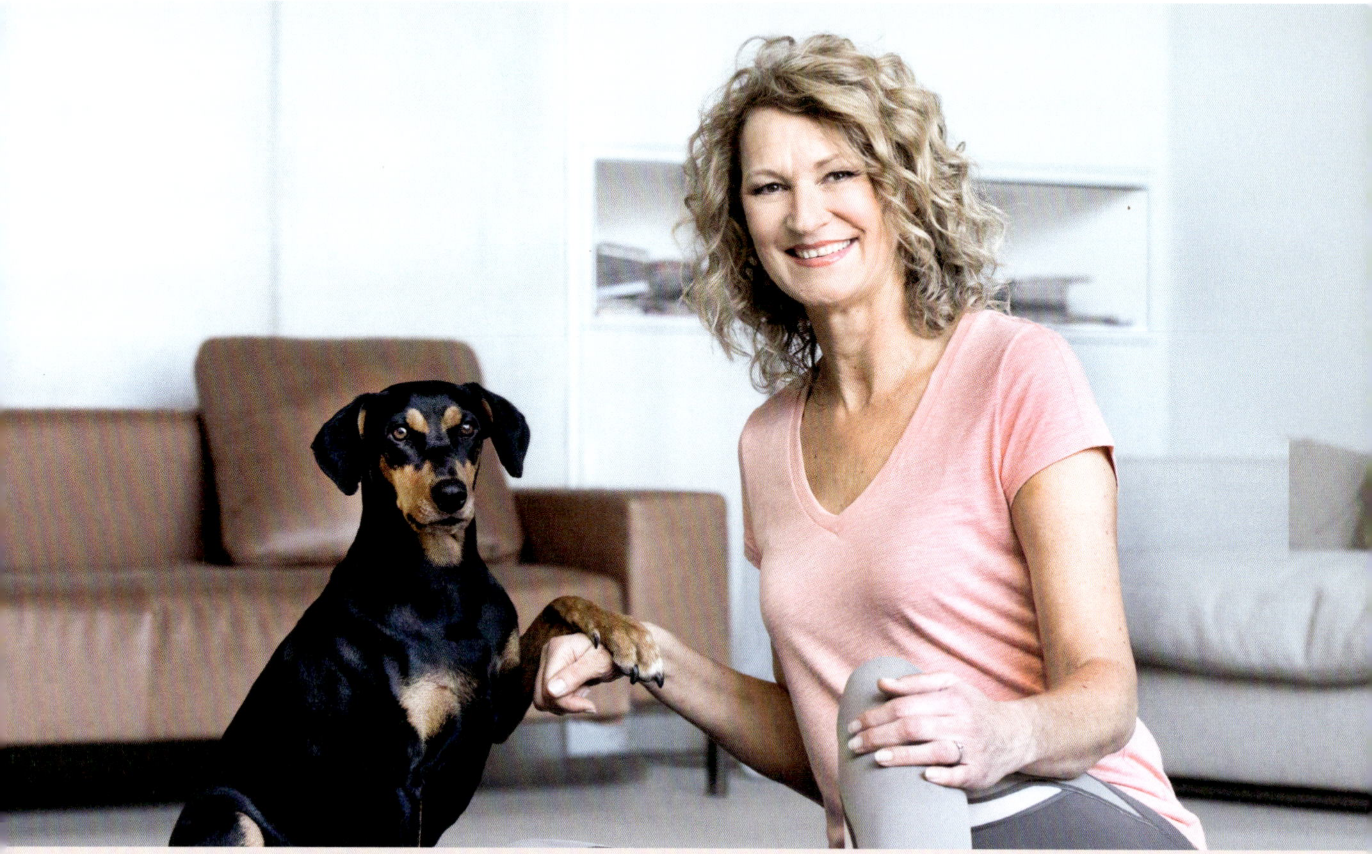

Die Motivation ist nicht immer gleich groß. Manchmal ist der innere Schweinehund so präsent, dass es schwierig ist, sich wieder aufzuraffen. Das ist natürlich auch bei einem Hochleistungssportler so. Es gibt jedoch einige Dinge, die du beachten musst, um deinem Schweinehund ganz leicht Paroli bieten zu können. Das Einfachste ist, für Abwechslung zu sorgen. Deshalb findest du auch im nächsten Kapitel noch ein paar Übungsvarianten, um dein Training wieder neu und interessanter zu gestalten. Um aber dauerhaft am Ball zu bleiben, erfährst du auch noch etwas über das Thema Selbstmotivation.

6.1 FINDE DEINEN ANTREIBER FÜR EINE LANGFRISTIGE MOTIVATION

Ich hatte eigentlich nie vor, Leichtathletin zu werden. Obwohl ich bei den Bundesjugendspielen in der Leichtathletik immer zu den Besten gehörte, wollte ich viel lieber eine erstklassige Turnerin werden. Doch mein Talent und meine körperlichen Voraussetzungen sprachen eine andere Sprache. Mein Sportlehrer erkannte meine wahren Fähigkeiten und engagierte mich für die Schulmannschaft in der Leichtathletik, um für JUGEND TRAINIERT FÜR OLYMPIA zu trainieren.

Wie konnte ich nun für eine ungeliebte Sportart so viel Freude und Leidenschaft entwickeln, dass ich sie schließlich 22 Jahre betreiben würde? Die Kunst ist es, herauszufinden, welche Dinge es sind, die einen dazu antreiben, etwas langfristig durchzuhalten, auch wenn es schwierig wird. Die Zugehörigkeit zu einer Gruppe, mit der ich Spaß hatte, die Freiheit, die ich auf vielen Reisen erlebte und die Neugier, herauszufinden, zu was ich imstande bin, waren meine Triebfedern.

Was ist es also, was dich motiviert, langfristig an einem Ziel dranzubleiben? Versetze dich dazu in eine Situation, in der es dir ganz einfach gelungen ist, dein Ziel zu erreichen und schaue, welche Voraussetzungen dazu förderlich waren. Dies sind deine Antreiber, um auch weniger attraktive, aber vielleicht notwendige Ziele zu erreichen.

Beim Hund ist es etwas einfacher. Dein Hund macht fast alles mit, um dir zu gefallen. Spürt er, dass du dich über seine Anwesenheit oder Begleitung freust, dann wird er überaus erfreut sein, dich beim Sport begleiten zu dürfen.

6.2 DU TRIFFST DIE ENTSCHEIDUNG

Bist du wirklich entschlossen, regelmäßig deinen Bewegungsapparat auf Trab zu halten? Bist du bereit, die nötige Geduld aufzubringen, auch mit deinem Hund zu trainieren? Es ist wichtig, dass du selbst davon überzeugt bist, dass es dir und deinem Hund guttut, mit der notwendigen Regelmäßigkeit am Ball zu bleiben. Nur die eigene innere Überzeugung gibt dir den entscheidenden Antrieb, um durchzustarten.

1984 habe ich mich bewusst für den Hochleistungssport entschieden. Nur so war es für mich kein Problem, nach dem Abitur in das 500 km entfernte Leverkusen zu gehen, um dort meinen Sport professioneller zu betreiben. Es war für mich auch kein Problem, auf so manche Vergnügungen oder Verlockungen zu verzichten, weil es schlicht meine Entscheidung war, mich auf den Hochleistungssport zu konzentrieren.

6.3 MIT ETAPPENZIELEN DEIN ZIEL ERREICHEN

Zu meiner aktiven Zeit war mein Ziel, mich stets zu verbessern und wichtige Wettkämpfe zu gewinnen. Heute muss ich nichts mehr gewinnen. Mein Ziel ist es, meinen Körper dabei zu unterstützen, so lange wie möglich beweglich zu bleiben und dies gemeinsam mit meinem Hund in einem entspannten Umgang miteinander zu erleben.

Auch du brauchst ein Ziel. Frage dich, was du am Ende erreicht haben möchtest. Achte darauf, dass dein Ziel realistisch ist, wenn nicht, verlierst du ganz schnell die Lust daran. Fange lieber mit kleinen Zielen an, die Erfolg versprechend sind. Mit solchen Etappenzielen motivierst du dich immer wieder neu, denn jeder braucht zwischendurch die kleinen Erfolgserlebnisse.

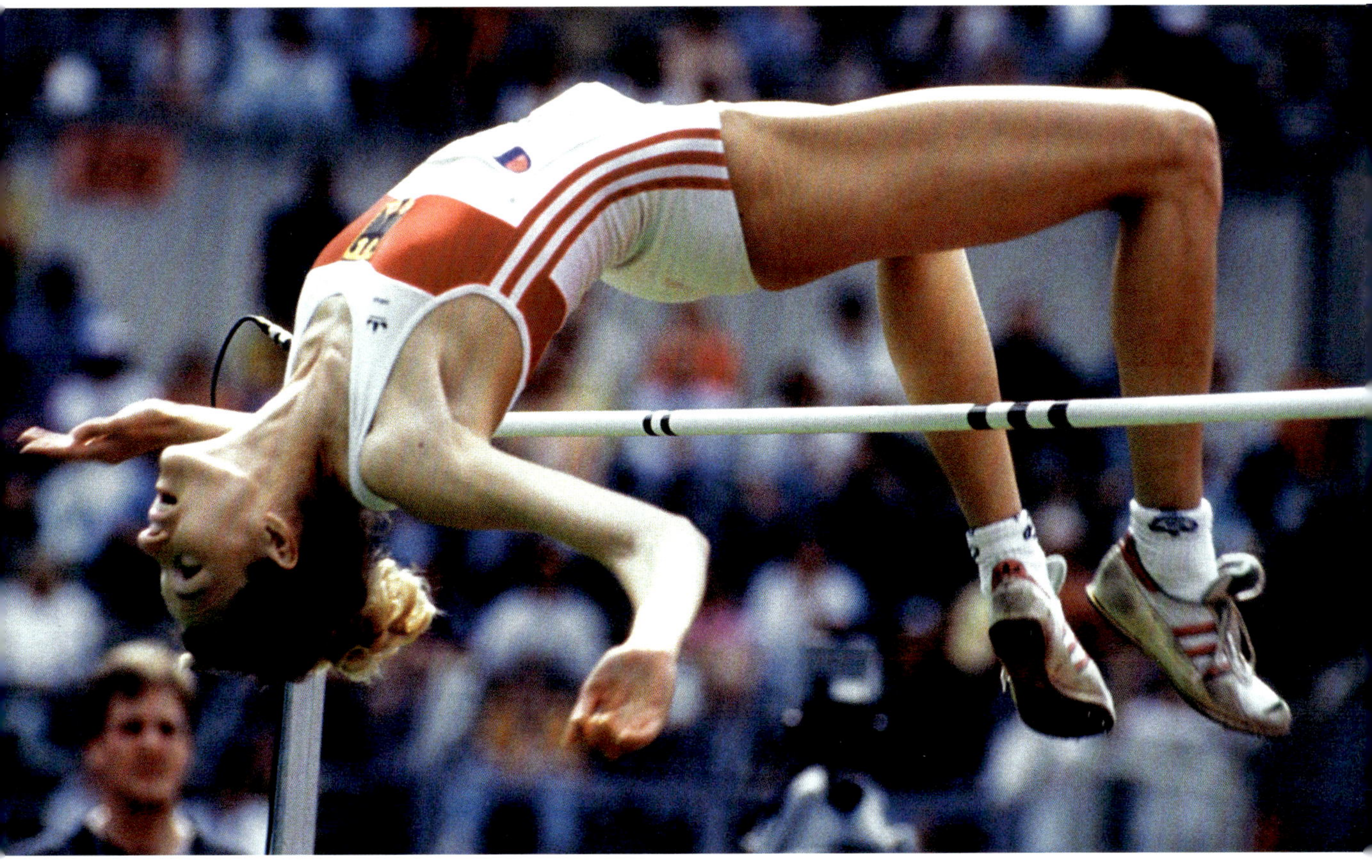

Mache es ruhig wie die Sportler und führe dein persönliches Trainingsbuch. Hier notierst du dein Ziel, damit es noch mehr Verbindlichkeit für dich bekommt. Und halte deine Fortschritte fest, so kannst du dich immer selbst vergewissern, dass es vorangeht. Das motiviert.

Noch ein Tipp: Notiere dein Ziel auf einem Zettel und klebe ihn an einen Ort, der für dich täglich sichtbar ist. Du wirst sehen, mit der Zeit minimiert sich der Respekt vor dem „Unerreichbaren" und die Überzeugung, es zu schaffen, wächst.

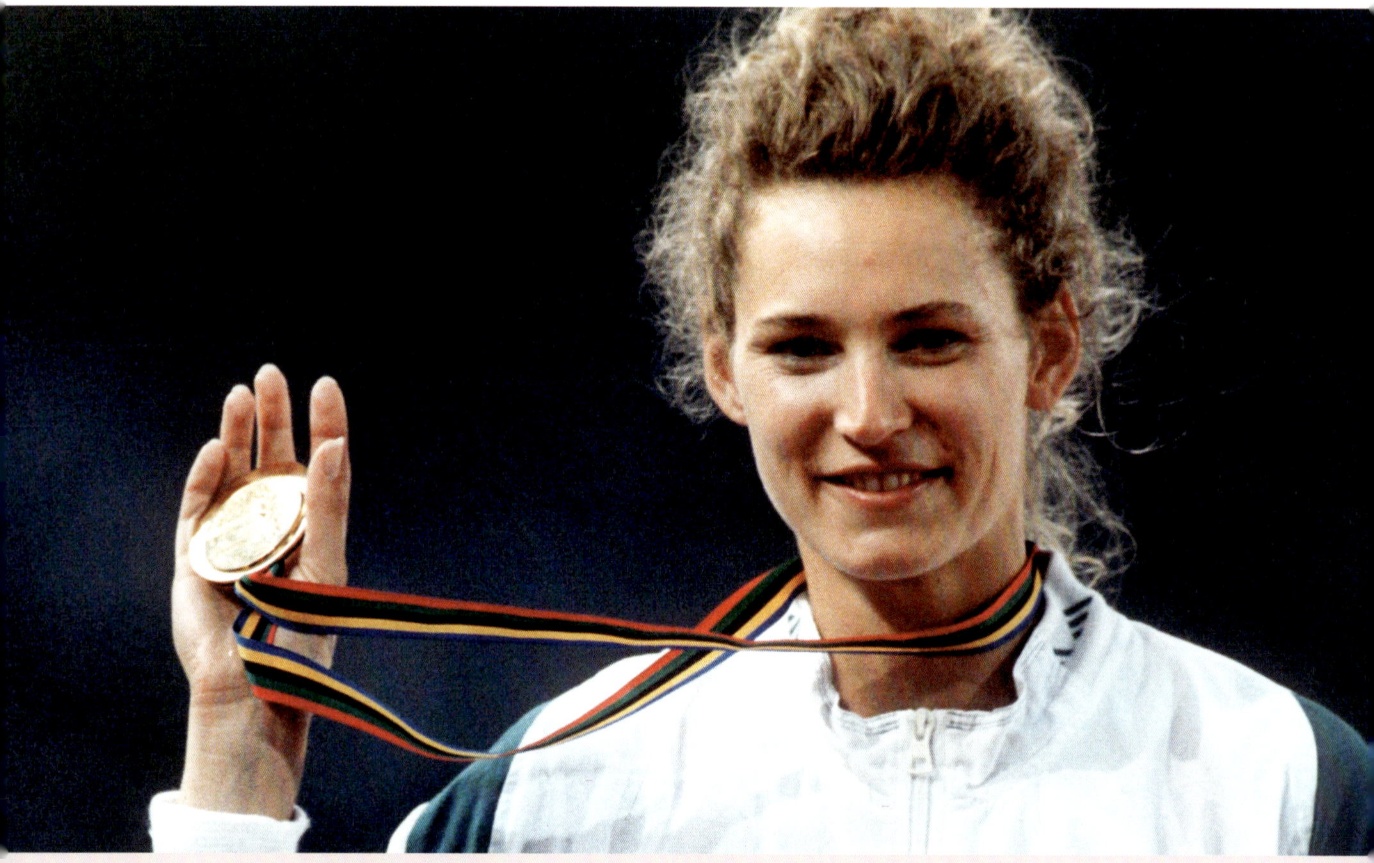

6.4 KEINE ÜBERFORDERUNG

Nimm dir nicht zu viel auf einmal vor. Das kann dich schnell überfordern und das führt zur Aufgabe. Die Ziele müssen realistisch zu erreichen sein. Das gilt für das große Ziel, aber auch vor allem für die Etappenziele. Denn nur die Hoffnung auf Erfolg kann uns positiv motivieren. Sei nicht zu streng mit dir, sonst taucht der innere Schweinehund ganz schnell wieder auf. Der schnelle Erfolg ist oft schnell wieder verpufft. Gib dir Zeit, um dein Ziel in Ruhe und mit Gelassenheit zu erreichen. Auch wenn die anderen schneller sind, vergleiche dich nicht permanent mit ihnen und bleibe bei deinem Rhythmus. Honoriere deine Fortschritte, denn nur die zählen.

6.5 Scheitern gehört dazu

Deine Ziele sollten nicht zu hoch gesteckt sein. Es muss für dich realistisch sein, sie zu erreichen. Um eine Entwicklung erkennen zu können, braucht es die kleinen Herausforderungen, auch mit der Gefahr, scheitern zu können. Klar ist es schön, wenn man sicher sein kann, dass man seine Aufgabe schafft, die man sich gestellt hat, aber einen Trainingseffekt wirst du dadurch nicht erzielen können. Du kannst dich nur verbessern, wenn du deine Ziele neu justierst und etwas nach oben schraubst. Hatte ich einmal eine Höhe geschafft, so habe ich direkt die nächstmögliche Höhe, die ich mir zutraute, angepeilt.

6.6 Mit Bildern verstärken

Kreiere Bilder im Kopf, die dir helfen, dich langfristig zu motivieren. Stelle dir bildlich vor, wie es sein wird, wenn du dein Ziel erreicht hast. Wie fühlt es sich an, wenn du es geschafft hast? Je detailgetreuer deine Vorstellung ist, umso realistischer fühlt es sich für dich an. Das gibt Selbstvertrauen und lässt dich länger durchhalten.

6.7 Vorbilder als Inspiration

Lasse dich von jemandem inspirieren, der schon einmal etwas Außergewöhnliches geschafft hat. Oder jemanden, der ein ähnliches Ziel, wie du es dir vorgenommen hast, schon einmal erreicht hat. Dein Vorbild hilft dir dabei, die Richtung vorzugeben und gibt dir Mut, daran zu glauben, es auch zu schaffen. Hefte dir ein Foto der Person an eine prominente Stelle, z. B. an den Rückspiegel deines Autos. So wirst du täglich daran erinnert, dein Ziel weiter zu verfolgen.

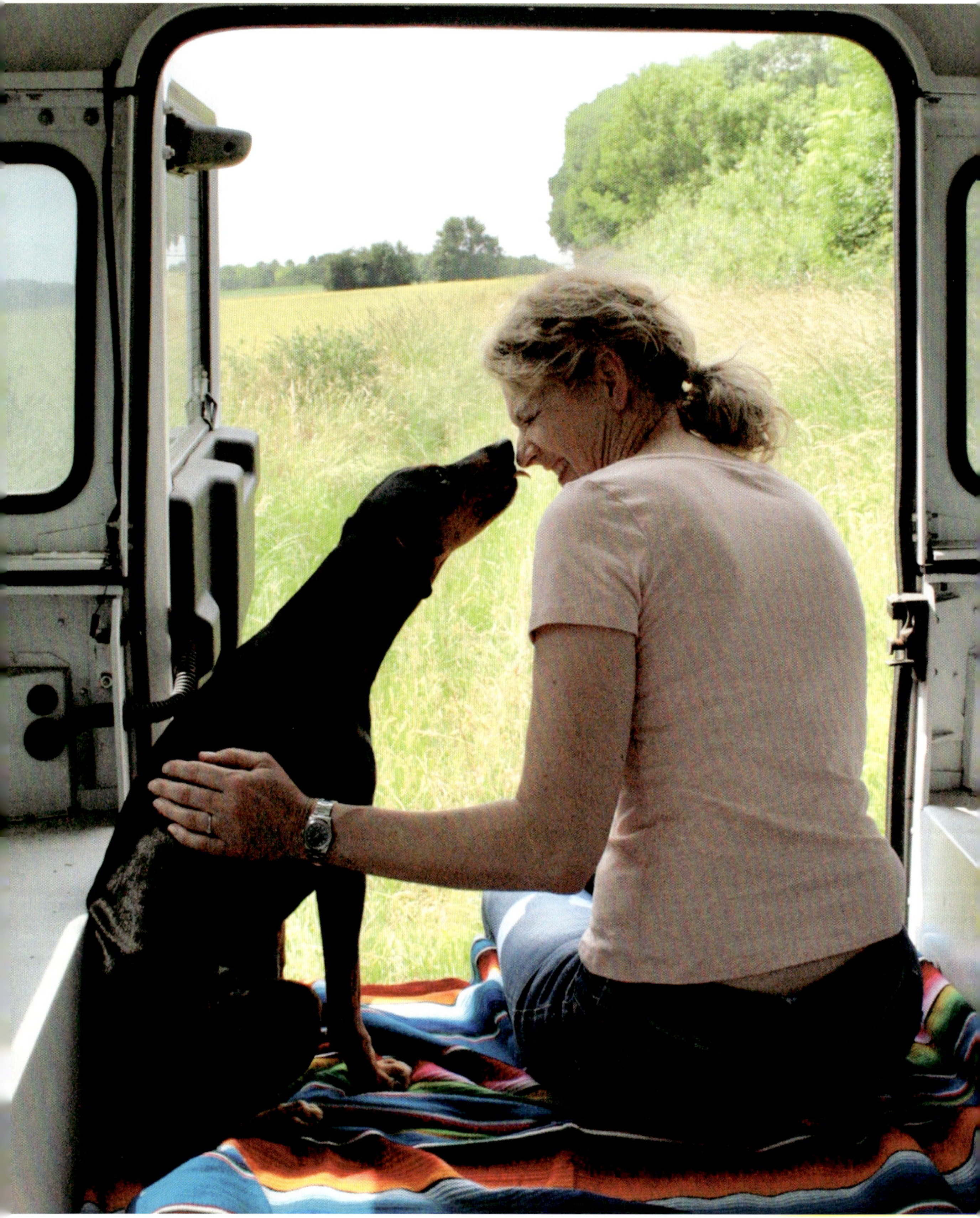

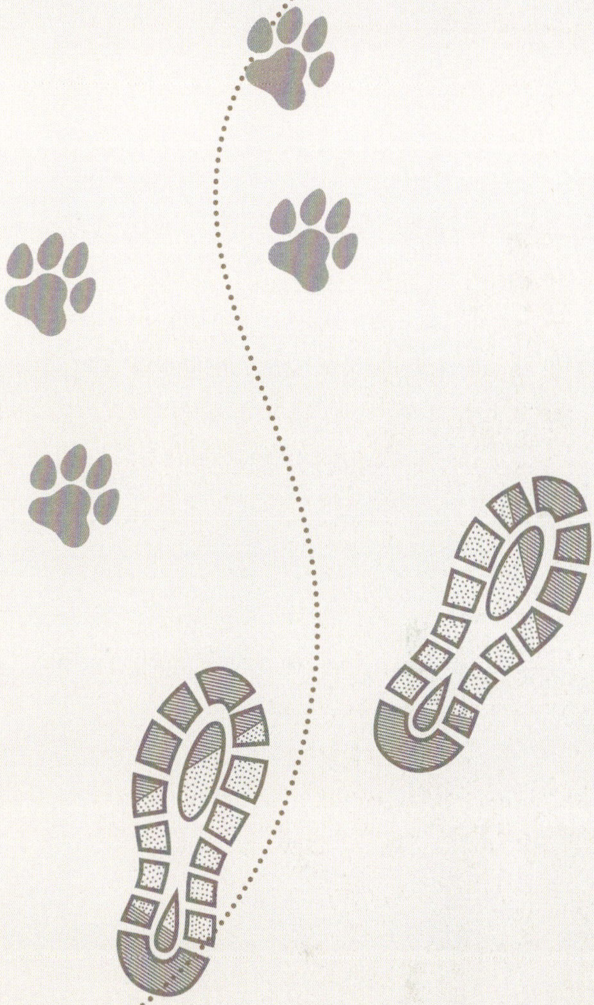

7 EIN TRAININGSPLAN FÜR DICH

7.1 Führe deinen ganz persönlichen Trainingsplan

Mache es wie die Profisportler und trage deine Fortschritte in einen Trainingsplan ein. So kannst du dich immer daran orientieren, was du schon geschafft hast und wo du noch ein wenig mehr tun kannst. Es bleibt dir überlassen, ob du einfach nur einen Plan zur Trainingskontrolle möchtest, in dem du deine Aktivitäten nur mit einem Kreuz festhältst oder ob du deine Trainingseinheiten detailliert dokumentieren möchtest. Gleichgültig, wofür du dich entscheidest, motivierend ist es allemal, wenn du sehen kannst, dass du regelmäßig trainiert hast und schon einiges erfolgreich umgesetzt hast.

Mir persönlich hat mein Trainingsplan dabei geholfen, nicht den Mut zu verlieren, wenn der Weg zum Ziel besonders lang war. Mithilfe des Plan habe ich auch die kleinen Erfolge wahrgenommen, die so wichtig für die langfristige Motivation sind.

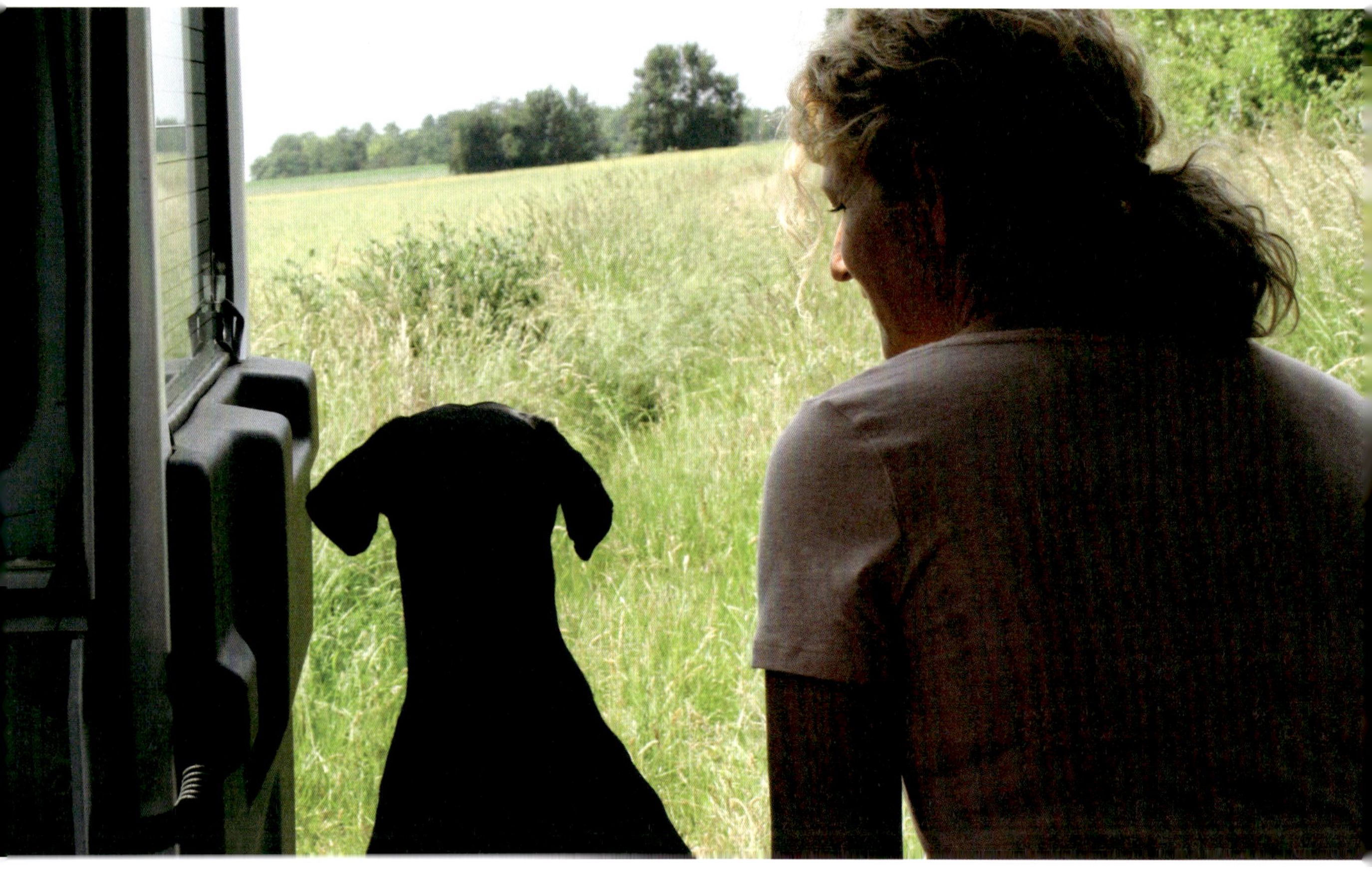

Beispiel Trainingskontrollplan:

Tag	Walken (min)	Joggen (min)	Fahrrad (min)	Arme	Beine	Rumpf	Dehnen
Mo.	x				x		
Di.		x			x		
Mi.	x	x	x		x	x	
Do.	x		x		x	x	
Fr.			x	x			
Sa.							
So.		x	x				x

Kopiervorlage Trainingskontrollplan:

Tag	Walken (min)	Joggen (min)	Fahrrad (min)	Arme	Beine	Rumpf	Dehnen
Mo.							
Di.							
Mi.							
Do.							
Fr.							
Sa.							
So.							

7.2 Beispieltrainingsplan für eine Woche (indoor & outdoor)

So könnte dein Trainingsplan beispielhaft für eine Woche aussehen. Du kannst immer wieder zwischen den verschiedenen Übungen variieren. Ich empfehle dir, deinen Plan so zusammenstellen, dass du Übungen aus allen drei Bereichen, also Arme, Beine und Rumpf miteinander kombinierst. Oder du legst einen Tag nur für deinen Rumpf ein und machst nur Übungen für deinen Bauch, die Seite und den Rücken. Dann solltest du aber darauf achten, dass du bis zur nächsten Trainingseinheit mit Rumpfkraftübungen einen Tag Pause dazwischen hast, damit deine Muskulatur genug Zeit hat, um zu regenerieren. Du solltest dir grundsätzlich mindestens einen Tag Ruhe pro Woche gönnen, damit du die Möglichkeit hast, vollkommen zu entspannen und deine Muskulatur regenerieren kann.

Montag	Dienstag	Mittwoch
Joggen (10 min)	Joggen (10 min)	
Arme Liegestütz auf dem Fitnessball (S. 87)	**Beine** Hopserlauf (S. 55)	
Rumpf Situps auf dem Fitnessball (S. 91)	**Rumpf** Trizepsrudern (S. 94)	
Dehnen a) Dehnen der Oberschenkelmuskulatur (S. 63) b) Dehnen der Wadenmuskulatur (S. 64) c) Dehnen der seitlichen Rumpfmuskulatur (S. 133)	**Dehnen** a) Dehnen der Oberschenkelmuskulatur (S. 63) b) Dehnen der Wadenmuskulatur (S. 64) c) Dehnen der seitlichen Rumpfmuskulatur (S. 133)	**Dehnen** a) Dehnen der Oberschenkelmuskulatur (S. 63) b) Dehnen der Wadenmuskulatur (S. 64) c) Dehnen der seitlichen Rumpfmuskulatur (S. 133)
	Fahrradfahren (30 min)	Entspannung

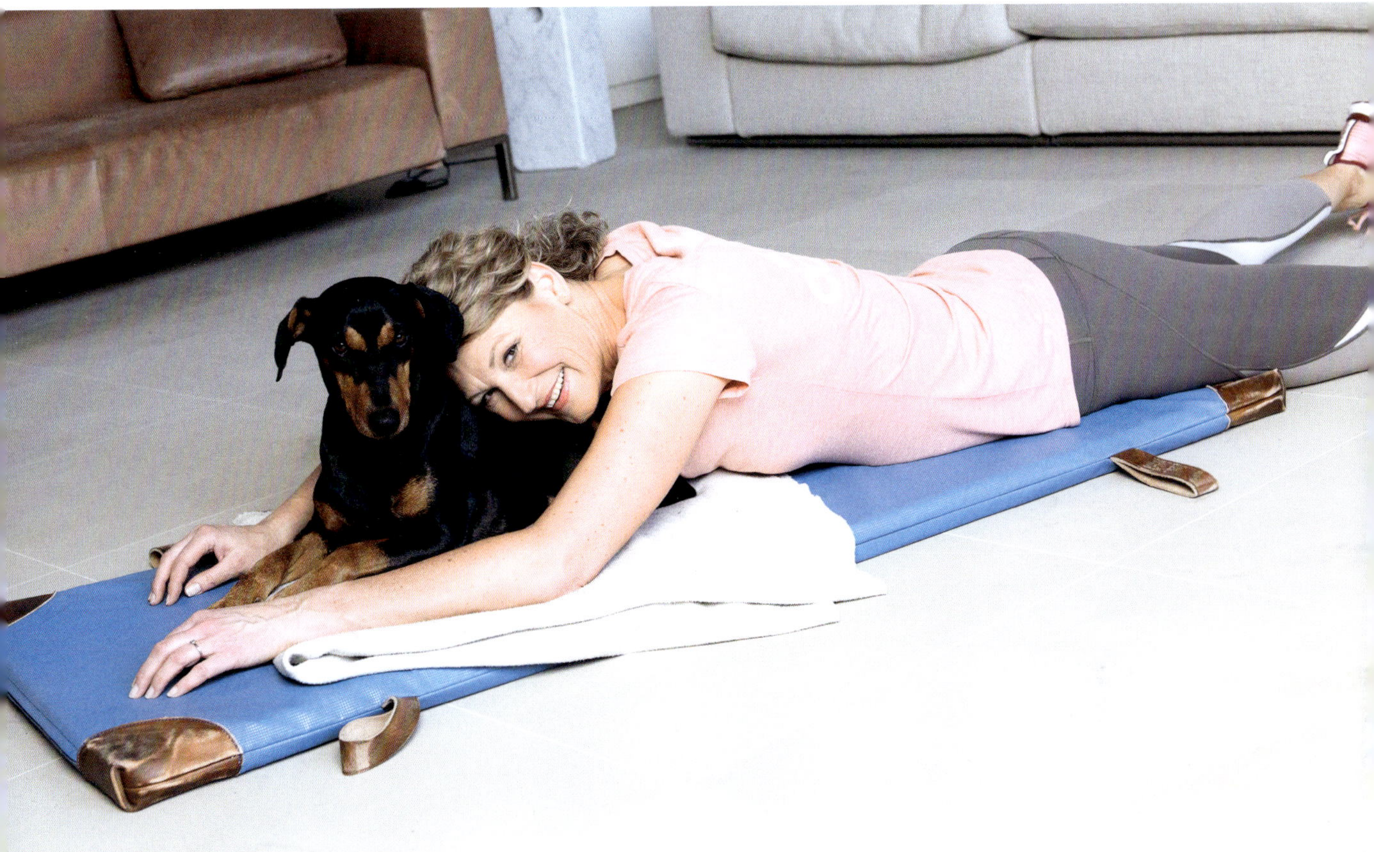

Donnerstag	Freitag	Samstag	Sonntag
	Walken (20 min)	Joggen (20 min)	
	Arme Bizepsdrill (S. 85)		
	Beine Kniebeugen mit dem elastischen Übungsband (S. 102)		
	Rumpf Kreisen in der Plankstellung (S. 96)	**Dehnen** a) Dehnen der Oberschenkelmuskulatur (S. 63) b) Dehnen der Wadenmuskulatur (S. 64) c) Dehnen der seitlichen Rumpfmuskulatur (S. 133)	

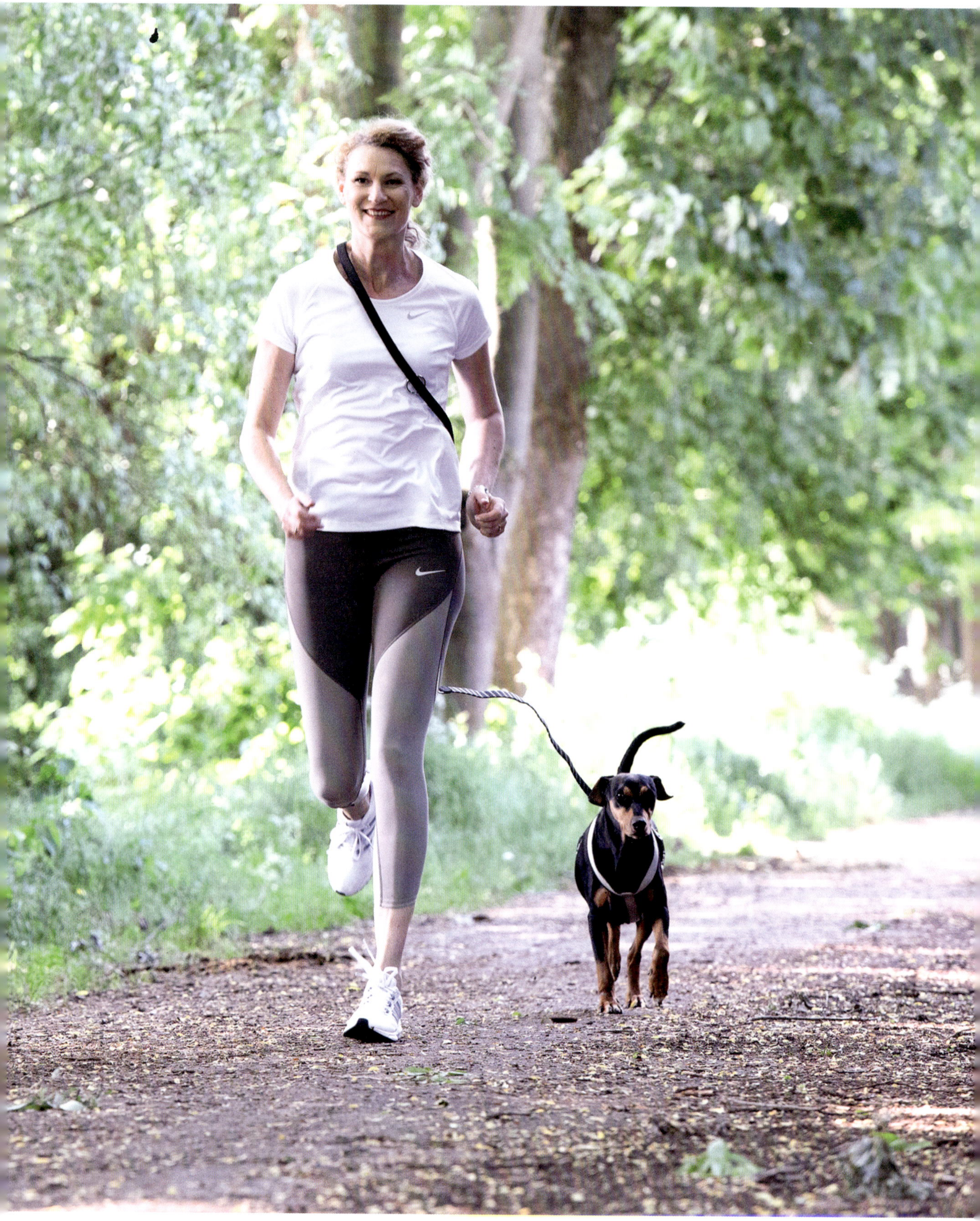

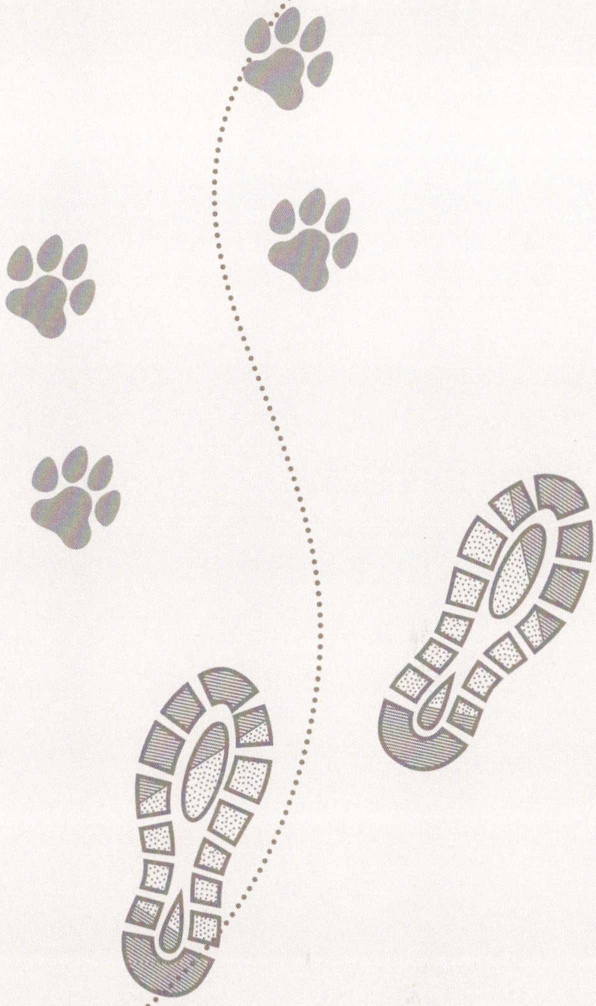

8 DIE IDEALE AUSRÜSTUNG FÜR DEINEN HUND!

Bevor du mit deinem Hund Sport treiben kannst, solltest du über die nötige Ausrüstung verfügen. Wir haben nachfolgend die wichtigsten Dinge aufgelistet. Allgemein gilt aber, dass du dich vorher in einem Fachgeschäft für Hundeartikel und Tierbedarf beraten lassen solltest, um die richtige Länge der Leinen oder auch die Größe des Geschirrs deines Hundes zu bestimmen.

Die Hundeleine

Eine Hundeleine gibt es in verschiedenen Längen. Sie reichen von kurzen Leinen unter einem Meter bis zu 10 oder auch 15 Meter. Auch gibt es Leinen aus unterschiedlichen Materialien (Leder, Nylon, Biothane etc.). Die Hundeleine hat meistens eine verstellbare Schlaufe mit zwei Haken. Somit kann man sie leicht an einem Hundehalsband oder auch an einem Hundegeschirr befestigen.

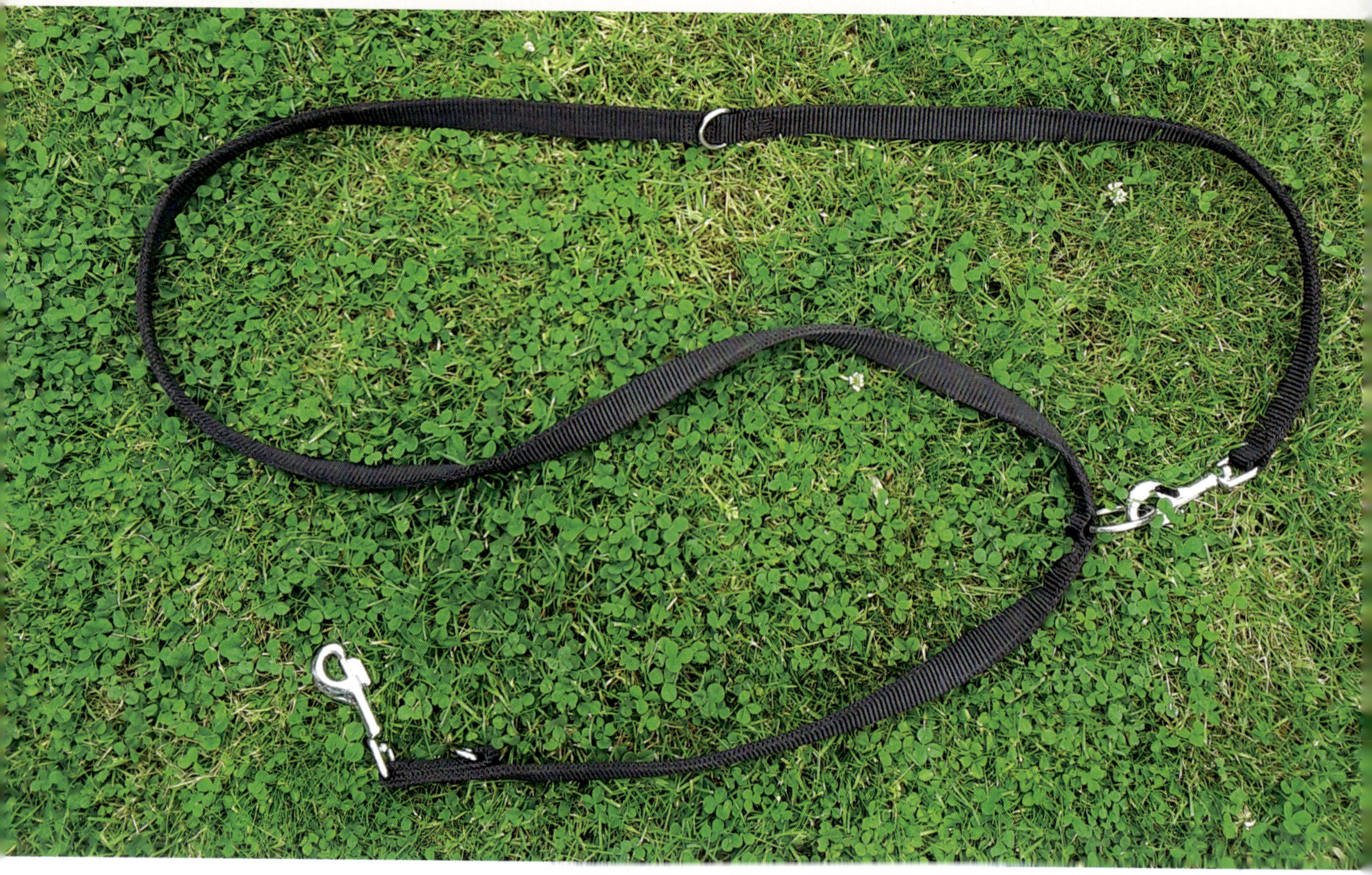

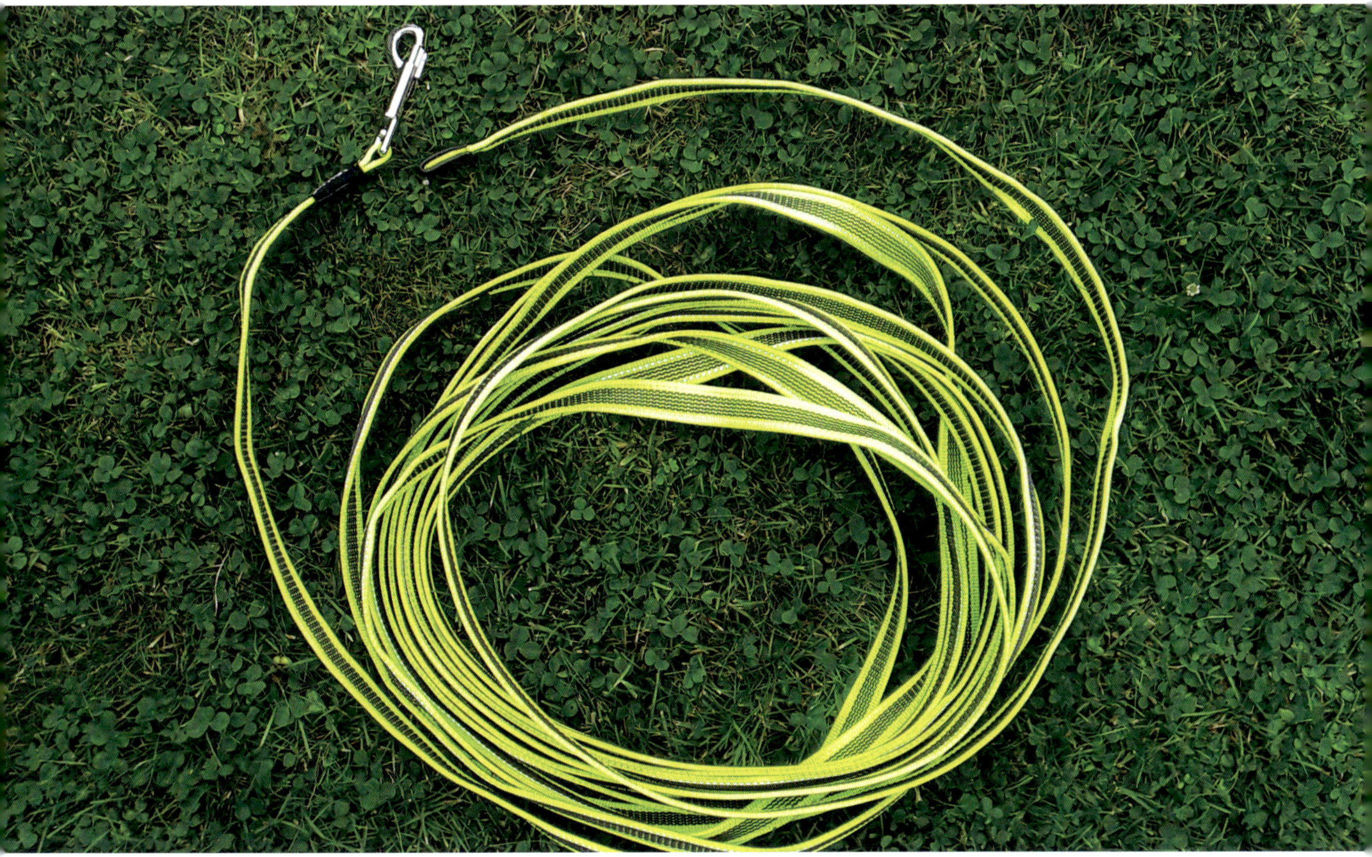

Die Schleppleine

Die Schleppleine ist im Grunde nichts anderes als eine verlängerte Hundeleine. Mit der Schleppleine kann sich dein Hund bis zu einem gewissen Grad frei bewegen, ohne dass er sich allzu weit von dir entfernen kann. Der Großteil der Schleppleine schleift über den Boden. Befestige die Schleppleine bei deinem Hund immer an einem Brustgeschirr und nicht an einem Halsband, da sonst das Verletzungsrisiko zu groß ist. Die Länge der Schleppleine orientiert sich an der Größe des Hundes. Du benötigst für die Schleppleine festes Schuhwerk, um schnell auf die Leine treten zu können. Wenn deine Schleppleine eine große Schlaufe hat, kannst du sie um deinen Oberkörper spannen. Allerdings solltest du sie nicht mit deinen Händen festhalten.

Das Hundegeschirr

Das Hundegeschirr ist gerade bei sportlichen Aktivitäten (z. B. Joggen, Fahrradfahren) mit dem Hund ein absolutes Muss. Es bietet deinem Hund Halt und Sicherheit. Die Kraftübertragung der Leine auf das Geschirr ist für den Hund deutlich besser als beim Halsband, da hier das Würgen des Halses verhindert wird. Achte darauf, dass das Geschirr vor dem Sporttreiben ordentlich sitzt.

Auch hier solltest du dich bei einem Kauf genauestens informieren, welches Geschirr für deinen Hund ideal ist.

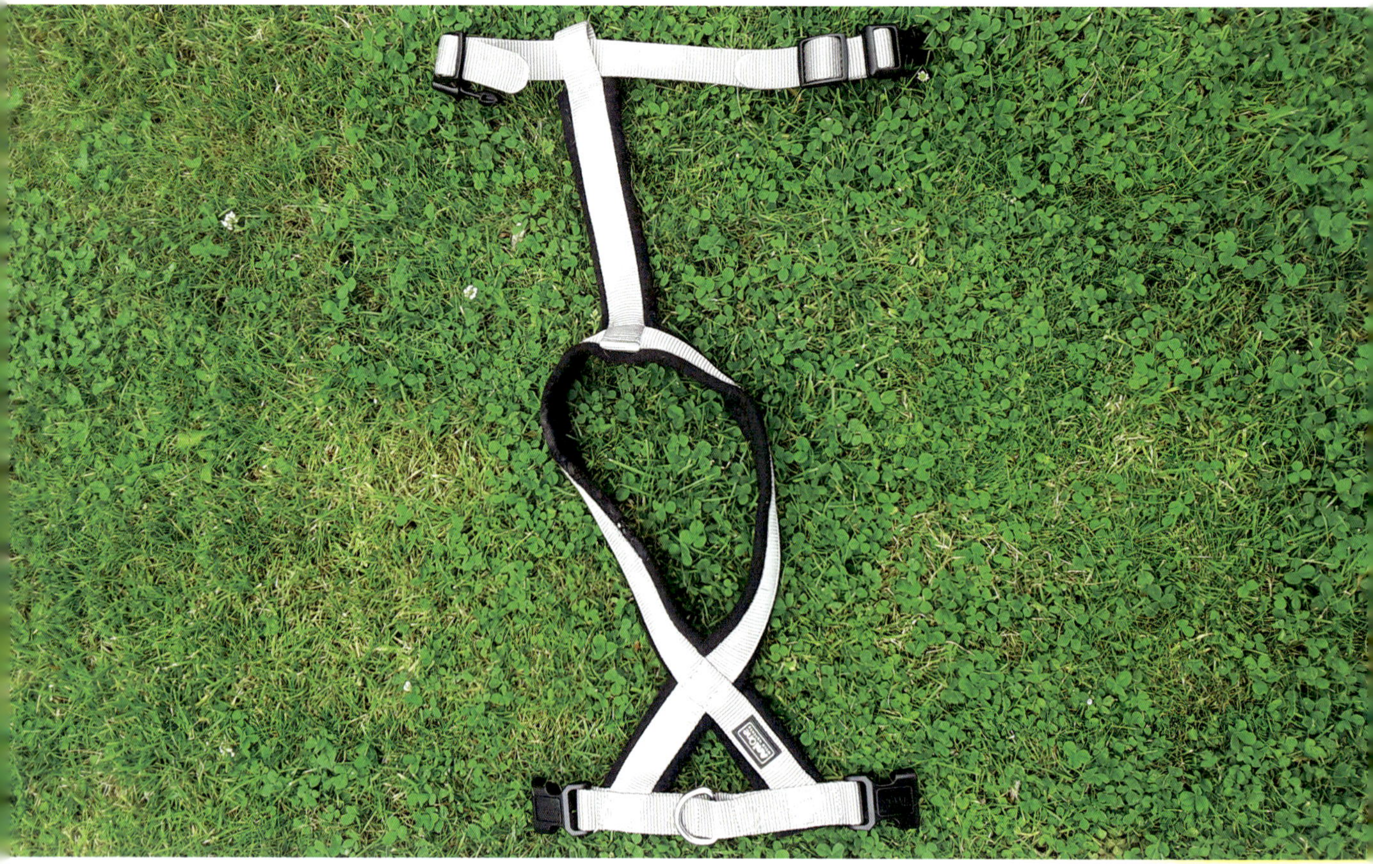

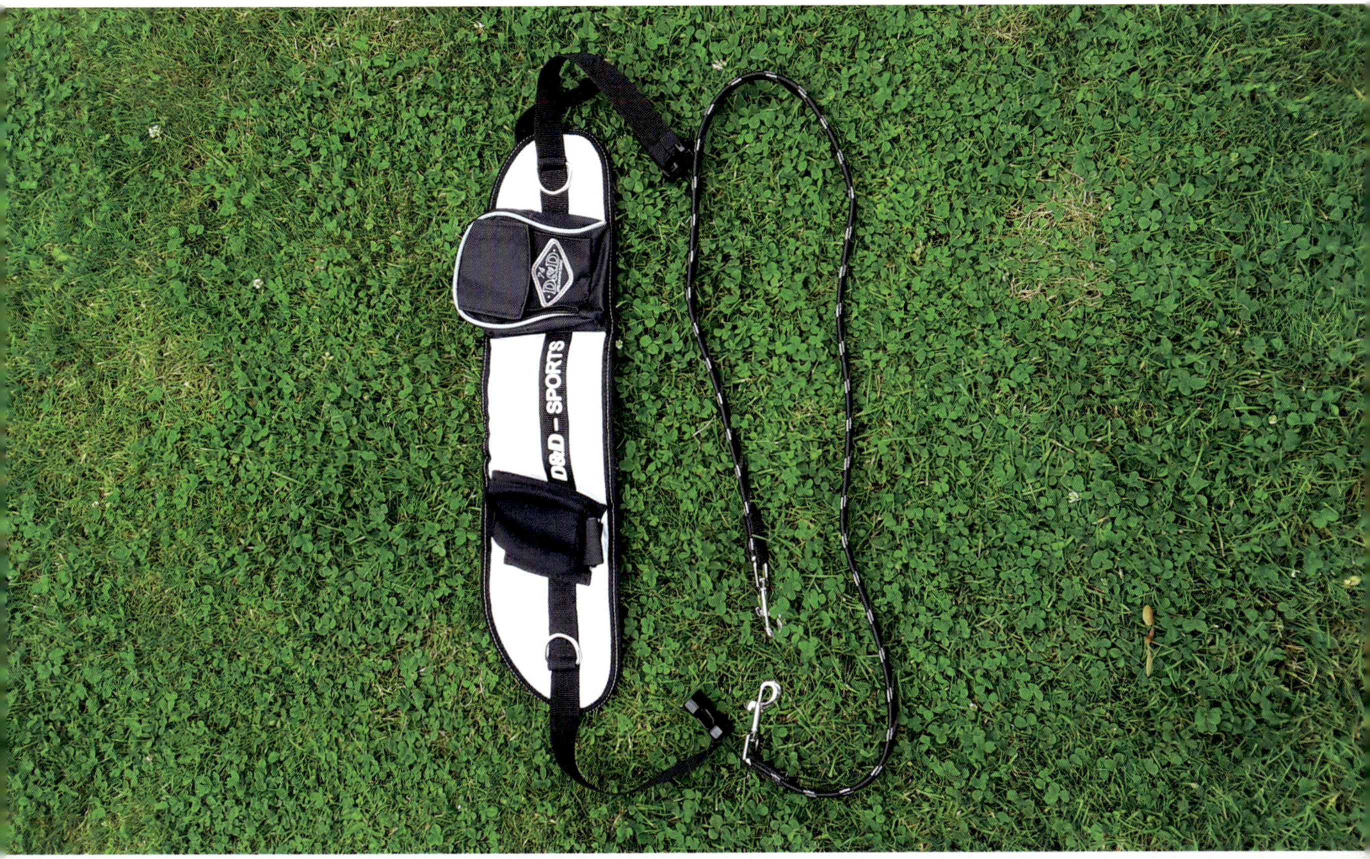

Der Bauchgurt

Der verstellbare Bauchgurt ist gerade beim Joggen ein idealer Begleiter. Hierdurch hast du deine Hände frei, um dich ideal fortzubewegen. Zeitgleich ist der Hund an der Leine sicher mit dir verbunden. Auch sind bei dieser Version noch zusätzlich Taschen für eine Trinkflasche, Handy und Schlüssel integriert.

SCHLUSSWORT

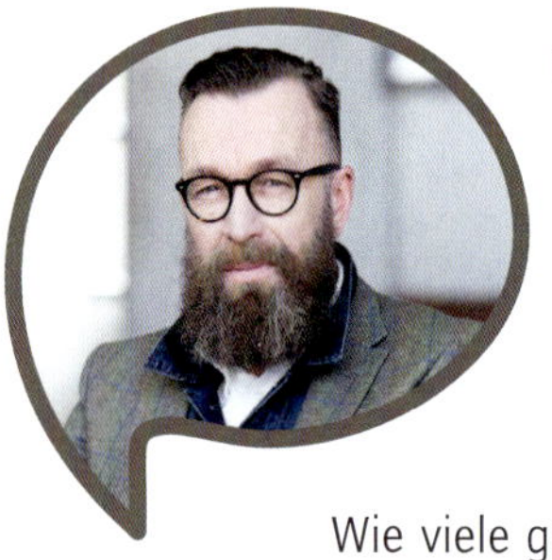

Wenn man sich einmal von jeglichem falschen Ehrgeiz befreit hat, wird man feststellen, dass es am Ende doch immer nur um das eine geht: Lebensqualität. Es muss nicht perfekt sein, sondern man sollte nur das tun, was man auch wirklich tun möchte. Die wohl wichtigste Erkenntnis dabei ist: einfach anfangen.

Wie viele großartige Projekte wurden gar nicht erst begonnen, aufgrund unserer besonderen Fähigkeit, eine mögliche Zukunft voraussehen zu können. Eine außerordentliche Eigenschaft, die zugleich Fluch und Segen sein kann.

Aus einem scheinbar unerklärbaren Grund scheint der Hang zu düsteren Prognosen in unseren Planungen populär zu sein. Dabei handelt es sich eigentlich nur um eine Strategie, das bisher Vertraute nicht verlassen zu müssen. Denn Vertrautheit heißt Sicherheit. Es ist somit allein die Angst vor dem Ungewissen und der Möglichkeit, scheitern zu können, mit der wir uns selbst blockieren. Diese Sorgen sind jedoch vollkommen unbegründet, denn es gibt nur eine Form des Scheiterns und die besteht ausschließlich darin, etwas nicht ausprobiert zu haben.

Mit jedem noch so kleinen Schritt, den du in die Richtung deines neuen Ziels gehst, verliert der Selbstzweifel seine Macht – und der Erfolg ist unvermeidbar.

Es gibt schon eine ganze Menge Bücher, die den Menschen dazu motivieren sollen, mehr Sport zu treiben und auch Bücher, wie man für mehr Bewegung bei Hunden sorgt. Doch aus zwei Büchern eines zu machen, diese Idee hat uns begeistert. Allerdings mit dem Ansatz mehr Sport durch Freude an der Bewegung und in Begleitung eines Motivators, des Hundes, der nicht bewegt werden muss, sondern selbst entscheidet, was gut für ihn ist.

Vielen Dank an all diejenigen, die sich genauso für dieses Projekt begeistern konnten und uns tatkräftig dabei unterstützt haben.

In diesem Sinne, Heike und Ulv